8체질론으로 읽은 동의수세보원

8체질론으로 읽은
동의수세보원

이강재 지음

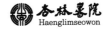
杏林書院
Haenglimseowon

8체질이란 필터

　이 기획은 2018년 7월 5일에 시작하였다. 2018년이 시작되고서 정용재 원장이 펴낸 책을 가지고 그룹스터디를 하다가, 기존의 사상체질의학회(四象體質醫學會)나 사상의학 연구자들과는 다른 생각이 많이 생겼던 것이 책을 쓸 마음을 먹은 이유다.

　나는 사상의학 전문 연구자는 아니다. 그러므로 여러 면에서 기존 연구자들보다 부족할 것이다. 하지만 내게는 최소한 구태(舊態)는 없다고 생각한다. "예술은 새로운 발견"이라는 말이 있다. 학문도 그러하다. 새로운 생각과 새로운 발견이 학문의 기본이다.

　『동의수세보원(東醫壽世保元)』하면 자연스럽게 숫자 '4(四)'가 떠오른다. 모든 체계가 4의 구조로 조직되어 있다. 그런데 동무(東武) 공(公) 사후에 『동의수세보원』에서 '8'을 읽어내었던 최초의 누군가가 있었다. 이것은 어떤 면에서 자연스러운 일이기도 하다. 『동의수세보

원』 병증론(病證論)은 여덟 개의 논설로 구성되어 있기 때문이다.

전하는 바에 의하면 사상인(四象人)을 각각 한증(寒證)과 열증(熱證)으로 뚜렷하게 나누어서 구분하고, 또 처방을 그에 따라 운용하는 방법을 공유하는 제자들의 그룹이 있었다고 한다. 그런 줄기를 후학들이 계승했다. 사상의학을 하는 임상가 중에는 김주(金洲) 선생이 대표적이다.

사상의약보급회(四象醫藥普及會)와 이후에 사상의학회(四象醫學會)를 이끌었던 이현재(李賢在) 선생도 처방을 여덟 그룹으로 나누는 방법을 적극적으로 지지했던 사람이다. 그에게 영향을 준 것이 다름 아닌 함흥에 있던 동무 공의 제자들이었다. 이현재 선생이 지녔던 개념으로부터 '8의 독립성'이란 아이디어를 도출한 사람이 바로 권도원(權度杬) 선생이다. 그가 최초로 1962년의 논문을 통해서 조직한 체질침(體質鍼)은 여덟 가지의 치료체계로 구성되어 있다. 그리고 1973년에 비로소 사상의학론에서 탈피하여 '8체질을 천명' 하기에 이른다.

8체질론은 사상인론에서 나왔다. 나는 이제 거꾸로 8체질론을 가지고 『동의수세보원』 안으로 들어가 보려고 한다. 내가 쓴 8체질이란 필

터를 통해서, 앞선 사상의학 연구자들이 보지 못한 『동의수세보원』의 다른 면목을 발견할 수 있을 거라고 믿는다.

2020년 5월 27일
임상8체질연구회
이강재 씀

일러두기

1) 『東醫壽世保元』 원문은 1901년에 처음 간행된 辛丑本을 기본으로 하였다.

2) 원문을 인용할 때는, 이경성이 2000년 4월 24일에 완성한 [檢索本 東武 李濟馬 先生 全體 原文 資料]에서 도움을 받았다.

3) 원문에 대한 한글 번역은 정용재의 『동의수세보원』을 우선 참고하였다.

4) 『東醫壽世保元』의 條文 번호는 정용재가 정한 것을 따랐다.

5) 《四象草本卷》과 관련한 것은 박성식의 『동의수세보원 사상초본권』을 우선 참고하였다.

6) 《四象草本卷》의 條文 번호는 박성식이 정한 것을 따랐다.

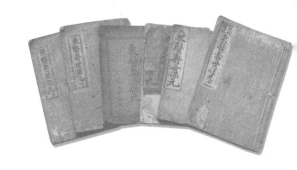

목차

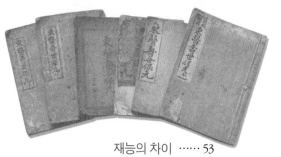

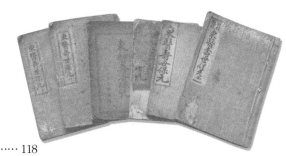

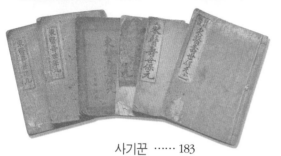

사상인변증론
四象人辨證論

처음에는 「사상인변증론」을 8체질론으로 해설해 보려는 간단한 기획이었다. 간편하게 들고 다니면서 읽을 수 있게 문고본으로 만들면 좋겠다고 생각했다. 그러다가 권지일 (卷之一)의 논편들을 읽으면서 이해가 진전되어 분량이 늘었다.

이 책을 쓰기 시작한 것은 '고강도 거리두기'로 생긴 시간적 공간적 여유로부터다. 인류가 코로나19 사태를 겪고 난 후에는 이전과는 다르게 사회구조가 변화될 거라고 예측하고 있다. 이런 변화의 핵심은 비대면(非對面)이다. 비대면 시기에는 오히려 종이책이 더 필요하게 될지도 모른다.

태양빈우마(太陽牝牛馬)

11-5

太陽女體形壯實 而肝小脇窄子宮不足 故鮮能生産

以六畜玩理 而太陽牝牛馬體形壯實 而亦鮮能生産者 其理可推

태양인 여자는 체형이 장실한데, 간이 작고 옆구리는 좁아서 자궁이 부족하니, 아이를 잘 낳는 경우가 드물다.

육축으로 이치를 깊이 생각해보면, 태양의 암컷 소와 말은 역시 체형이 장실한데, 또한 새끼를 잘 생산하는 경우가 드물다. 그 이치를 가히 미루어 알 수 있다.

내가 본격적으로 사상의학 공부를 시작한 것은 1997년 후반기부터다. 2000년에 『동의수세보원』을 제대로 보자고 마음을 먹었는데 「사상인변증론」의 이 대목에서 멈췄다. 사실 「성명론」의 첫 문장을 열자마자 막혔기 때문에 맨 뒤로 온 것이었다. 그런데 '太陽牝牛馬' 다섯 글자에 꽂혀버렸다. 아주 흥미로웠다. 그래서 내가 가지고 있던 책과 찾을 수 있는 자료를 모두 뒤졌다. 그렇게 열병을 치르듯이 이 다섯 글자를 지지고 볶다가 『동의수세보원』을 놓았다. 그러다가 2007년에 다시 작심을 하고 「성명론」을 혼자 번역했다. 그리고 또 전진을 멈췄다. 역부족이었다. '8체질론을 더 열심히 공부하다가 보면 또 다른 눈이 열리겠지' 하고 미루었다.

　내가 '太陽牝牛馬'로 시작하여 이 책을 엮는 것은 2007년에 품은 생각의 연장이고 생각의 증명 같은 것이다.

　권도원 선생은 1999년 6월 10일에, 상지대학교 한의과대학 학생회가 주최하고, 중앙도서관 세미나실에서 열린 강연에서 오토퍼(autopyr)를 소개했다. 오토퍼란 1983년에 완성한 논문 「화리(火理)」에서 말한 자화(自火 Idiopyr)와 비슷한 개념으로 생명체를 특징짓는 불(火 Pyr)이라고 할 수 있다. 선생은 이렇게 말했다.

　여러분들의 안 보이는 부분이 있는데 그것이 오토퍼라. 그런데 모든 나무나 동물은 이런 것들은 모두 하나예요. 그래서 만 가지 나무가 종자만 같으면, 감나무는 감나무의 오토퍼가 있기 때문에 감나무는 거기서 체질의 분류가 있다던가 서로 성격이 다르다던가 그런 것이 있을 수가 없어요. 호랑이면 호랑이도 똑같은 것이기 때문에 분류가 될 수 없어요. 그런데 인간만은 같은 인간인데 그 종류 가운데 8개가 있다. 그 오토퍼에 따라서 그것이 그 사람의 체질을 결정합니다.

　오로지 인간에게만 여덟 가지의 체질 구분이 있고, 다른 생물체는 종(種)마다 하나의 체질이라는 것이다. 나는 사상의학을 접하기 전에 이미 이런 개념에 좀 익숙해져 있었으므로 '太陽牝牛馬'를 보는 순간 당황하기는 했지만, 동무 공의 생각도 크게 다르지는 않을 거라고 짐작하고 있었다.

권도원 선생의 동물에 대한 관심은 특히 동물의 먹이다. 동물은 뚜렷하게 육식동물이 있고 초식동물이 있다. 그리고 개(犬)처럼 잡식성도 있다. 권도원 선생이 체질식이법의 아이디어를 도출한 것은 고기만 먹어야 하는 육식동물과 풀만 먹어야 하는 초식동물의 구분이 명확한 자연계의 질서였다.

내 호기심을 여러 사람들과 공유하고 싶고 그들의 생각이 궁금하기도 해서 2000년 12월에 전국 각지로 편지를 띄워서 '太陽牝牛馬'에 대한 의견을 요청했다. 지금 그때 정리해 둔 자료를 다시 뒤져보니 많은 분들이 답장과 의견을 주셨다. 이때로부터 거의 20년이 흘러왔으므로 이분들의 생각이 바뀌기도 하였을 것이다. 하지만 여기에서는 2000년에 그대로 묶어두었다는 점을 미리 고려하고 보아주시기를 바란다.

경희대학교 한방병원 사상체질과의 송일병 교수의 답장이다.

태양의 속성을 가진 암소나 암말, 즉 새끼를 낳지 못하는 암소나 암말을 둘소나 둘말이라고 한다. 소나 말에 있어서 몸이 크고 충실하나 아무런 이유 없이 새끼를 낳지 못하는 암소 또는 암말이 있음을 말한 것이다. 이것을 통해서 태양인 여자 중에 임신을 하지 못하는 자가 많음을 설명하기 위한 것이라고 하였다.

그런데 이것은 이을호 선생과 홍순용 선생이 『동의수세보원』의 철학적인 부분과 병증 부분을 나누어서 주해한『사상의학원론』에 나오는 내용이다. 둘소 혹은 둘암소는 새끼를 낳지 못하는 소를 지칭하는 우리말이다.

상지대학교 부속한방병원 사상체질과의 김달래 교수는 이렇게 답했다.

"윗줄의 '태양녀'와 대구를 이룬다. 따라서 태양의 기품을 지닌 암컷의 우마도 체형은 튼실할지라도 또한…"이라고 해석해야 한다고 답했다. 그런 후에 "역사적으로 보았을 때 조선시대에는 인성(人性)과 물성(物性)이 같은가 아니면 다른가에 대한 논쟁이 있었다. 결론적으로 말하면 동물과 사람은 다르다. 동무의 견해도 이에서 벗어나지 않는다. 왜냐하면 인의예지는 사람만 갖고 있으며 동물은 갖고 있지 않다. 사상체질도 인의예지의 편차를 기본으로 한다. '태양빈우마'에 대한 언급은 이런 유학적 논쟁의 바탕 위에서 고찰해야 할 것이다."라고 이어서 답했다.

당시에는 젊은 스텝이던 경희대학교 한방병원 사상체질과의 이수경 교수와는 사상체질의학회 사이트의 게시판에서 여러 차례 대화를 나누었다.

"첫째, 동무 공은 흔히 비유할 수 있는 대상으로 소와 말을 들어서 사용하였음을 알 수 있다. 또한 사람의 책심책기(責心責氣) 능력을 소와 말에 비교한 것을 보면 사람에게만 있는 심적 능력을 짐승에게까지

넓혀 적용한 것을 알 수 있다. 그렇다면, 둘째, 사람에게서 설명되어지는 현상을 동물에서도 그대로 설명되어질 수 있다고 본 것으로 봐야 될 것 같다. 그렇다면 소에도 태양소가 있고 말에도 태양말이 있는 것으로 생각을 해 볼 수 있겠다. 그러나 또 생각해 보아야 할 것이 많이 있다."고 하였다.

선능생산(鮮能生產)과 불능생산(不能生產)의 논란에 대하여 김달래 교수와 이수경 교수가 각각 전해들은 바를 소개했는데 두 분의 설명이 정반대이다.

김달래 교수는, 한두정의 제자였던 박석언 원장이 전하기를 '한두정이 不能生產을 鮮能生產으로 고쳤다'고 한다. 그런데 이수경 교수는, 연변의 손영석이 전한 바로는 '한두정이 동무 공의 생전에 鮮能生產을 不能生產으로 고쳐서 파문을 당했다'는 것이다.

문곡한의원의 권건혁 원장은 『국역동의수세보원』에서 「사상인변증론」을 번역하면서, '태양질(太陽質)의 빈우마(牝牛馬)'라고 표현하였다. 소와 말의 암컷이 태양질이라는 건지 우마가 모두 태양질이라는 건지에 대한 언급은 없다.

김형태 원장은 『동의수세보원강의』에서, '太陽牝牛馬'라는 문장을 보면, 牛에도 태소음양이 있고, 馬에도 태소음양이 있다는 것이지, 소는 태음성(太陰性)이고, 말은 잘 뛰니까 소양성(少陽性)이라는 통설은

틀리다는 사실을 알 수 있다. 이제마 선생은 소나 말조차도 태소음양으로 나누어 보았다는 것이다. 더 넓혀 생각해 보면 세상만물에 모두 각각 태소음양의 속성이 있다고 볼 수 있을 것이라고 하였다.

한국한의학연구원의 안상우 박사는 여러 가지 자료를 소개하였다.

'太陽牝牛馬'라는 용어는 '태양녀(太陽女)'의 대구로 쓴 것이 분명하며, 육축을 사상으로 분류해서 牛馬가 태양형 동물이라는 표현은 아니라고 판단된다. 다만 앞의 '이육축완리(以六畜玩理)' 한다는 말로 미루어 가축 중 대표격으로 牛馬를 거명한 것이라고 하였다.

그리고 『동무유고(東武遺藁)』의 내용을 소개해 주었는데, 이 대목이 흥미롭다.

相耕牛方

眼大 白脉貫瞳 角細 兩筋促近 體欲麤 頸骨長大 毛欲短密 尾稍長 後脚股門並快則上

(股門謂脚兩間)

相母牛方

毛白乳紅 乳黑不產 一夜下糞三堆每年產 一堆則三年一產

위의 글에서 일소는 체격이 장대하고 둔부가 날렵하며, 젖소는 하체가 발달되어 있음을 짐작할 수 있다. 즉 태양인 여자 중에 자궁발달이 약해 생산이 안 되는 현상을 설명하기 위해 우마 가운데 둘암소와 둘말이 체형은 크지만 오히려 새끼를 잘 낳지 못하는 것에 비유하기 위해 쓴 것이다.

바꿔 말해 태양인 여자의 생식기능이 부족한 이유를 대표적인 가축인 소와 말 중 체격이 크지만 새끼를 잘 낳지 못하는 현상에 빗대어 설명하고 있다. 태양인 여자의 특성을 특별히 들어 얘기했지만 아직 짐승의 사상을 명확히 구분하고 있지는 않은 것으로 생각된다고 하였다.

종로에 있는 명림한의원의 김주(金洲) 선생은 내 편지를 받고 직접 전화를 거셨다.

먼저 문장 중 鮮能生產은 不能生產으로 바꾸어야 한다. '太陽牝牛馬' 란 태양체질의 암컷 牛.馬란 뜻이다. 동물들도 각기 체질이 있다. 우리 집의 개는 '소양견(少陽犬)' 이다. 아프면 형방사백산(荊防瀉白散)을 주면 모든 병이 낫는다. 동물병원 안 간다. 돼지고기를 주면 잘 먹고 탈이 안 나는데, 계란을 주면 똥도 못 누고 고생한다고 말씀하셨다.

사당한의원 김종덕 원장과는 몇 차례 이메일을 주고받았다.

일단 해석은 태양상(太陽象)이 있는 암컷의 소와 말이다. 여기에서 말하는 태양상이라는 것은 기상이 태양인 같다는 것이다. 보통 뿔이 있는 짐승인 소, 사슴 등은 평소 얌전한 듯하다가도 결정적인 순간에 기운이 위로 상승하는 특징이 있다. 머리를 위로 치켜세우며 힘을 쓴다. 이러한 모습을 보고 태양상이 있다고 본 것으로 생각한다. 말은 뿔은 없으나 뒤로 물러나는 것보다 앞으로만 나가려고 하는 성질이 있다. 달리지 않으면 병이 나는 형상이다. 아마 이러한 것을 태양상이라 생각했을지도 모르겠다. 젖소나 한우의 엉덩이를 뒤에서 보면 명쾌하다. 젖소는 젖을 많이 생성해야 하므로 기운이 밑으로 내려가는 듯한 느낌을 받아 아래가 긴 삼각형모양(사다리꼴)모양이지만, 한우는 일을 잘 하고 힘이 보기보다 솟구치므로 역삼각형 모양이 된다. 사실 우리나라에서는 젖소의 도입은 최근의 것이고 예전에는 한우가 주종을 이루었기 때문에 동무 공은 한우의 예를 든 것으로 봐야한다. 즉 역삼각형(사다리꼴) 같은 느낌이 오는 소를 하초가 강하다고 볼 수는 없을 것이다. 따라서 동무는 비유를 이렇게 든 것이 아닌가 한다. 말도 마찬가지다. 힘차고 전진하는 기운이 강한 말일수록 하초가 약할 것으로 생각된다고 하였다.

동의형상의학회 반룡학회 명의로 이정우 학술부장이 권건혁 원장을 대신하여 답변하였다.

먼저, 원문에서 鮮을 不로 바꾸어야 할 것 같다.

또, 태양질이라고 표현한 것은 원문의 해석에서 보듯이 태양물(太陽物)로 바뀌어야 한다. 여기에서 태양물이라 하는 것은 목양다이금음소(木陽多而金陰少)한 태양체(太陽體)를 말한 것으로 사람에 있어서는 폐대간소(肺大肝小)한 장국을 가진 태양인(太陽人)이며 동물과 식물 역시 이와 같이 사상물로 분류를 할 수 있다.

목운소생(木運所生)에 해당하는 모류(毛類)들 중에서도 장국의 대소

분류를 통하여 사상으로 분류할 때 태양물과 소양물 태음물 소음물로 나눌 수 있을 것이다. 소나 말은 모류로서 태양물에 해당된다. 소와 말 역시 태양물로서 폐대간소한 장국을 가진 동물이기 때문에 이 태양물에 속하는 동물의 암컷은 간의 부위에 해당하는 옆구리가 협착되고, 또한 자궁은 간의 기능과 밀접하게 연관이 있으므로 간이 작은 태양물의 암컷은 새끼를 낳기 힘든 경우가 있다는 내용이다. 결론적으로 태양인 여자가 자식을 낳기 힘든 경우와 태양(동)물에 해당하는 암소와 암말이 새끼를 낳기 어려운 것이 같은 기전이란 것이다.

덧붙여서, '가축이나 동물은 태소음양의 어떤 하나의 특징만을 가지고 있다는 뜻이냐' 고 물어본 것에 대하여는 '그렇다' 고 대답하였다.

육축(六畜)이란 소, 말, 양, 닭, 개, 돼지(牛馬羊鷄犬豕)를 말한다. 2000년 당시에 답변을 정리하다가 포인트는 '육축(六畜)' 에 있다고 생각했다. 태양인 여자를 태소음양(太少陰陽)의 사상인들 중에서 비교하듯이, 牛·馬를 모든 동물들 중에서 비교하는 것이 아니라 육축 중에서 비교한다는 뜻이 아닌가 하는 생각이었다. 육축 중에 소와 말이 체형이 가장 장실하지 않은가? 그리고 이건 좀 더 연구되어야 하겠으나, 이들 육축 중에서 소와 말이 가장 출산률이 저조하지 않느냐 하는 논지인 것 같았다.

2020년 4월 9일 목요일이다. 아침 출근길에 나는 과천에서 봉담으로 가는 도로에서 학의JC를 통해서 서울외곽순환고속도로로 바꿔 탄다. 도로 위에서 의왕이다가 평촌(안양)이 되고 산본(군포)을 통과한다. 문득 '태양녀'가 떠올랐다. 그리고 20년을 묵힌 비밀이 순식간에 풀렸다.

11-5 조문에서 가장 중요한 글자는 태양녀(太陽女)이다. 태양인 여자가 자식을 잘 생산하지 못한다는 것이다. 그 예시로서 태양의 성질을 가진 암컷 소와 말을 들었다. 나의 오래전 짐작처럼 동물에게도 체질의 구분이 있다는 것이 아니었다. 동무 공은 태양(太陽)과 우마(牛馬)를 결합하여 동물의 체질을 나눌 의도는 전혀 없었다. 다만 '태양인'인 여자를 강조하려고 태양을 등장시켰던 것이다. 2000년에 나는 이 조문의 핵심에서 비껴있었던 것이다.

이 조문은 「사상인변증론」의 첫 조문과 연계해서 보아야 한다.

太陽人數絕少

한 현(縣)에 대략 1만 명을 기준으로 태양인은 아주 적다고 했다. 서너 명 혹은 십여 명이라고 했다. 크게 보아도 0.1% 정도이다. 태소음양의 사상인이 부모를 통해서 유전된다면 태양인이 아주 적게 될 기본적인 조건은 많이 태어나지 않아야만 한다.

그래서 이제 선능생산(鮮能生産)과 불능생산(不能生産)의 논란이 이해가 되는 것이다. 한두정(韓斗正)이 편집하여 보원계(保元契)에서 1941년에 간행한 『동의수세보원』 7판본에만 유독 선능생산 부분이 불능생산으로 되어 있다. 나중에 2000년 10월에 이성수가 공개한, 1940년에 한민갑이 필사한 함산사촌갑오구본(咸山沙村甲午舊本)에도 역시 선능생산이다.

한두정이 동무 공 생전에 총애를 받는 제자였다가 이 구절에 대한 견해 차이로 파문을 당했다는 일화가 전한다. 이것이 사실인지 여부는 확인할 수가 없지만, 한두정이 최소한 율동계(栗洞契)를 꾸렸던 제자그룹에서는 배척을 당하거나 그들과 소원(疏遠)한 관계였을 거라고 짐작할 수 있다.

한두정이 선능생산을 불능생산으로 바꾼 것은 '太陽人數絶少'를 더 강조하기 위한 의도라고 생각한다. 그러니까 스승의 생각을 더 적극적으로 지지하고 부각시키려고 했던 것이다. 태양인 어머니를 통해서는 태양인이 생산되지 못한다고.

나중에 답을 알고 보면, 핵심은 늘 간단하고 가까운 곳에 있다. 그걸 알 리 없는 사람이 괜히 쓸데없는 생각을 하고, 엉뚱한 곳을 뒤지고, 그래서 사고의 폭을 필요 이상으로 넓히고, 과잉해석을 하고 그런다. 그러다 보면 자기도 모르게 스스로 미로를 만들고 점점 더 미궁으로 빠져버리는 것이다. 자신이 찾은 자료의 산에 깔려서 갇힌다.

모름지기 핵심이란 명쾌하고 군더더기가 없는 법인데 말이다.

사상인의 비율(四象人 比率)

11-1

太少陰陽人以今時目見 一縣萬人數大畧論之 則太陰人五千人也 少陽
人三千人也 少陰人二千人也 太陽人數絶少 一縣中或三四人十餘人而
已

태소음양인은 지금의 안목으로 볼 때, 한 마을이 1만 명이라 간주하
고 대략 말하면, 태음인은 5천 명이다. 소양인은 3천 명이다. 소음인
은 2천 명이다. 태양인은 그 수가 대단히 적어서 한 마을에 혹 서너
명 있기도 하고 10여 명 정도 될 뿐이다.

「사상인변증론(四象人辨證論)」의 첫 조문(條文)이다. 태소음양 사상
인(四象人)의 인구 구성비율을 밝힌 유명한 문장이다. 동무 공이 현(縣)
으로 예를 든 것은 진해(鎭海)에서 현감(縣監)을 지냈기 때문일 것이다.
　조선시대의 지방 행정체계는 8도(道) 아래에 부(府), 목(牧), 군(郡),
현(縣)이 있었다. 현의 수령은 현령(縣令)과 현감이 있었는데 현령이
규모가 조금 더 큰 현의 수령이었다. 현감은 종육품(從六品)의 벼슬로
지방 수령 중에서는 가장 낮은 관직이다. 동무 공은 1887년 2월부터

1889년 12월까지 34개월간 진해현감으로 있었는데, 이때의 진해는 현재 경남 창원시 마산합포구의 진동면(鎭東面)이다. 마을의 규모는 작지만 군사적으로 중요한 요충지였다.

인본(印本)인 신축본(辛丑本)에서 밝힌 사상인 구성비율은, 태음인 50%, 소양인 30%, 소음인 20%, 태양인 0.1%이다. 태양인은 절소(絶少)하다고 하였다. 이때의 絶은 '심히, 대단히'의 뜻이다. 태양인의 수는 대단히 적어서 1만 명(1縣) 중에 서너 명이거나 십여 명일 따름이라고 했다.

그런데 2000년에, 동무 공의 집안 후손인 이성수(李聖洙) 옹(翁)이 《함산사촌 동의수세보원 갑오구본(咸山沙村 東醫壽世保元 甲午舊本)》을 공개하면서 논란이 시작되었다. 아울러 연변의 김구익을 통해 먼저 나온 《동의수세보원 사상초본권(東醫壽世保元 四象草本卷)》도 이때쯤에 사상의학계에서 관심을 모으던 터라 두 자료에 실린 구성비율이 신축본의 내용과 겹쳐서 의견이 분분해진 것이다.

그런데 《咸山沙村 甲午舊本》은 구본과 신본(新本 庚子本) 그리고 인본(신축본)을 비교하여 서로 다른 부분만 발췌하여 필사한 것으로, 《갑오구본》의 전체가 온전하게 보여진 것이 아니라서 논란이 정리되지를 않는다. 일부 연구자는, 1940년에 한민갑에 의해서 함흥에서 갑오구본이 필사될 때 필사자의 가필(加筆) 의혹을 제기하기도 하는데, 나는 이것은 과잉해석이라고 생각한다. 논란이 된 구본의 조문이다.

舊11-1

太少陰陽人以今時目見 北道山谷 一縣萬人數大畧論之 則少陽人五千

人也 太陰人三千人也 少陰人二千人也 太陽人數絶少 一縣中或三四

人十餘人而已

以南中原野 一縣萬人數大畧論之 則少陽, 太陰人 各四千人也 少陰人

二千人也 太陽人數亦絶少 一縣中或三四人十餘人而已

산과 골짜기가 많은 북쪽 지방(北道山谷)과, 남쪽과 중부 평야지대
(以南中原野)를 구분하여 구성비율을 밝힌 것이다.

북쪽은 소양인 50%, 태음인 30%, 소음인 20%, 태양인 0.1%이고, 남
쪽은 소양인과 태음인이 각각 40%, 소음인이 20%, 태양인은 0.1%라
고 한 것이다. 소음인과 태양인의 비율은 북쪽과 남쪽이 같고, 인본과
구본에서도 소음인과 태양인은 다른 점이 없다. 그러니까 한반도 조
선 8도에서 태양인은 전체적으로 0.1%로 대단히 적다고 동무 공은 밝
힌 것이다.

중요한 점은 구본에서는 소양인이 선두에서 구성비율을 주도하고
있다는 것이다. 그러다가 인본으로 넘어가서는 태음인이 50%를 차지
하게 된다. 이것은 갑오구본과 인본 조문의 뚜렷한 구별점이다.

구본에서는 지역의 특성을 고려하였고, 신축본에서는 지역의 특성
을 무시하였다. 그리고 태음인과 소양인의 비율을 보는 관점에 변화
가 있었던 것이다. 구본을 개초하여 신본으로 만들 때 태음인에 관한
부분이 많이 고쳐졌으므로, 태음인의 수를 우세하게 본 신축본의 관

점이 동무 공의 최종개념이라고 볼 수 있을 것이다.

구본과 인본 두 판본의 내용만으로 보면 이상과 같이 해석하는 것에 아무 무리가 없다. 그런데 여기에 《四象草本卷》의 내용이 끼어들면서 문제를 복잡하게 만든 것이다. 《사상초본권》 제4통 병변 9-3 조문에 나오는 사상인의 비율은 신축본의 내용과 동일하다.

그게 무슨 문제냐고?

연구자들은 《四象草本卷》이 구본보다 앞서서 성립했다고 보고 있다. 《사상초본권》은 동무 공이 40대 후반에서 50대 초반에, 《갑오본(甲午本)》은 57세~58세에 집필되어 1894년에 완성되었다. 그래서 사상인의 구성비율을 밝힌 조문의 내용이 《사상초본권》과 인본이 동일하고, 연대순으로는 중간에 해당하는 갑오본 홀로 다른 것에 의문을 제기하는 것이다.

《四象草本卷》은 『동의수세보원』의 초벌 원고 같은 내용이다. 그래서 초본권이라는 이름을 얻었다. 이것은 일정한 순서와 체계로 구성되어 있기는 하지만 이것 또한 필사본이고, 동무 공이 생전에 이것을 어떻게 관리했는지는 알려지지 않았다. 그리고 연구자들이 추정한 성립시기 또한 증거자료는 없는 연구자들의 추정일 뿐이다.

하여간 신축본을 편집한 율동계 문인들의 최종적인 견해가 반영되어 11-1 조문으로 확정되었던 것이다.

정용재 원장은 책에서, 자신의 한의원에 내원하는 환자의 분포를 공개하였다. 태음인이 60%이고, 소양인은 20%이며, 소음인은 10%이고, 태양인이 10%라는 것이다. 태음인이 다소 과하게 많고 소양인을 너무 적게 본 경향은 있지만, 태양인을 10%라고 한 것은 아주 용기 있는 발언이라고 생각한다.

太陽人數絶少
太陽人의 數는 대단히 적다

「사상인변증론」의 순서는 사상인 구성비율을 제시한 다음에 사상인의 특성에 대한 설명이 이어진다. 이것은 앞선 권지일(卷之一)의 논편인 「성명론」, 「사단론」, 「확충론」, 「장부론」에서 첫 조문은 정의나 규정으로 시작하는 서술방식과 동일하다. 즉, 조문 11-1이 정의(규정)의 역할을 담당하고 있는 것이다. 논편을 정의로 먼저 시작하는 것은 태양인의 서술방식이기도 하다.

어떤 연구자는 이 조문을, '동무 공이 후학들에게 대략적인 비율을 참고하라고 제시하는 것'이라고 해석하였는데, 나는 동무 공이 이 조문을 그렇게 부드럽게 쓴 것은 아니라고 생각한다.

「사상인변증론」의 전편(全篇)에서 '태양인이 절소하다'는 것이 강조되고 있는 것이 그 증거이다. 특별하게 조문 11-1, 11-4(人數稀罕), 11-5(鮮能生産)로 태양인이 매우 적다는 것을 강조하였다. 동무 공은 태양인의 체형기상 즉 '체형장실(體形壯實)'에 주목했고, 꼭 자신을 닮은 사람만을 태양인이라고 생각한 것 같다.

11-1 조문이 규정(規定)이라고 했다. 물론 후세의 임상가와 사상학

계의 연구자들에게 이 조문이 미치는 영향력이 약해진 바는 있겠지만, 2003년에 진행된 연구를 보면 '태양인이 대단히 적다' 는 개념은 여전히 유효한 듯 보인다.

이태규는 2005년 12월 21일에 『사상체질의학회지』에 보고한 「한국인의 사상인 분포에 관한 연구」를 통해서, 2003년 1월부터 2003년 6월까지 경희의료원 부속 동서통합건강검진센터에 내원한 건강인을 대상으로 조사된 사상인의 비율에 대한 조사결과를 밝혔다. 사상의학을 전공한 전문의의 진단과 'QSCC II 설문지' 를 통한 감별에서 동일한 결과가 나온 1,423명이 최종적으로 선택되었다. 이것을 직접표준화법으로 도출한 분포는, 태음인이 45.4%, 소양인은 28.2%, 소음인은 26.4%였다.

이 조사의 가장 큰 문제점은 'QSCC II 설문지' 는 태양인을 감별하지 못한다는 것이다. 그래서 전문의가 진단한 태양인 3명이 조사에서 누락되고 말았다. 그리고 부가적으로, 감별을 시행한 전문의는 개인적인 판단기준과 능력에 차이가 있다. 그러므로 '전문의의 판단기준과 능력이 같은 수준이라는 전제' 가 성립할 수 없다.

정용재 원장의 발언은 2003년으로부터 15년이 지난 후인 2018년 1월에 나온 책에 실은 내용이다. 강산(江山)이 한 번 하고도 반은 변했으므로 그간에 변화된 사상의학계 분위기와 어울리는 언급인지도 모르겠다.

사상(四象)으로 구분하든지 8체질로 구분하든지, 클리닉에 내원하는 환자의 체질분포나, 아니면 영역을 확대해서 인구(人口)의 체질별 구성비에 대한 견해를 표명하는 것은 아주 어려운 과제이다. 개개 의사가 추구하는 진료의 방향도, 진료 시스템을 운영하는 관점도, 그리고 특정한 분야에서 발휘하는 장점도 저마다 다를 수밖에 없다. 일단 기본적으로 의사의 체질이 다르다. 그리고 임상 연차나 숙련도에 따라 진단(감별)과 치료의 수준이 제각각이다. 그러니 임상의의 개별적인 통계를 취합해서 기준이 될 수 있는 평균치를 도출한다는 것은 쉽게 시도할 수 있는 일은 아니다.

앞에서 소개한 이태규의 연구처럼, 국립병원이나 대학병원 같은 규모가 크고 공신력을 갖춘 기관에서 체계적인 프로그램과 표준화된 규약을 정해서 비교적 장기간 관찰한다면 약간은 의미 있는 결과를 얻을 수 있을 것이다.

아래에 쓰는 내용은 8체질론을 기반으로 진료하는 임상의 이강재의 지극히 개인적인 견해임을 미리 밝힌다. 그런데 내가 쓰려는 글이 그저 공염불로 끝날 수도 있겠다는 염려가 미리 생긴다.

사상의학계에서는 사상인론(四象人論)이 8체질론(八體質論)을 품고 있다는 명제를 당연하게 받아들인다. 그것은 사상인론으로부터 8체질론이 태어났다는 자신감의 표현인 것 같다.

괘(卦)의 효상(爻象)으로 보면, 태소음양의 사상(四象)에 또 음효(陰爻)와 양효(陽爻)가 붙어서 8개의 8괘로 분화된 것을 쉽게 알 수 있다. 즉 태음에서는 목양(坤)과 목음(艮)이, 소양에서는 토양(坎)과 토음(巽)

이, 태양에서는 금양(乾)과 금음(兌)이, 소음에서는 수양(離)과 수음(震)이 나온 것이다. 다시 말하면, 목양체질(Hep.)과 목음체질(Cho.)은 태음인이고, 토양체질(Pan.)과 토음체질(Gas.)은 소양인이며, 금양체질(Pul.)과 금음체질(Col.)은 태양인이고, 수양체질(Ren.)과 수음체질(Ves.)은 소음인이라는 것이다. 이것이 두 체계의 호환성이다.

8體質과 8卦

Hep.	Cho.	Pan.	Gas.	Pul.	Col.	Ren.	Ves.
木陽	木陰	土陽	土陰	金陽	金陰	水陽	水陰
坤	艮	坎	巽	乾	兌	離	震
䷁	䷳	䷜	䷸	䷀	䷹	䷝	䷲
太陰		少陽		太陽		少陰	

위의 호환성에서 과연 '금양체질과 금음체질을 모두 태양인으로 볼 것인가'가 사상의학과 체질의학 양측이 첨예하게 대립하는 이슈이다.

동무 공은 태양인은 대단히 적다고 했다. 그리고 사상의학을 하는 임상의 대부분도 그렇게 믿고들 있다. 학회에 나가고 논문을 보아도 '태양인은 거의 없으니 넘어가는' 분위기였다. 그런데 8체질론으로 임상을 하는 한의원에서 보면 금양체질과 금음체질이 그렇게 적지를 않다. 오히려 금음체질 환자의 내원빈도가 가장 높다고 주장하는 임상의도 있을 정도다. 이런 지경이니 사상의학계 쪽에서는 8체질론이 틀렸다고 한다.

여기에 반론을 펴는 8체질의학 인사는 '두 체계가 호환한다고 보는 인식 자체에 문제가 있다' 고 주장한다. 하지만 이건 뿌리 없는 낭설이고 궤변이다. 8체질의학은 이제 독자적으로 성립해 있으므로 굳이 사상의학의 틀을 가져다가 비교할 필요가 없다는 것이 이들의 속뜻일 것이다.

8체질론에서 유전법칙을 따지려면 동무 공이 만들어 놓은 폐/비/간/신(肺脾肝腎)의 사원체계(四元體系)에 기준을 맞추어야 한다. 다른 방도가 없다. 이 점은 8체질론이 사상인론의 범주를 벗어날 수 없는 영원한 굴레이다.

굴레란 예를 들면, 목양체질인 아버지와 토양체질인 어머니 사이에서는 수양체질과 수음체질, 금양체질과 금음체질은 태어나지 않는다. 또 금양체질인 아버지와 토양체질인 어머니 사이에서는 금양체질, 금음체질, 토양체질, 토음체질의 네 체질이 나올 수 있다. 목양체질은 목음체질보다는 수음체질과 더 닮았고, 목음체질은 목양체질보다는 토양체질과 더 비슷하지만 목양과 목음이 같은 목(木) 글자를 쓰는 이유는 체질의 유전법칙 때문인 것이다. 즉 태음인은 부모 중에 태음인이 있어야 나오고, 태양인 역시 태양인인 아버지나 어머니가 있어야 태어날 수 있는 것이다.

내가 근무하는 희망한의원에서 2014년에 내원한 초진환자 중에서 체질을 감별 받은 사람들을 대상으로 통계를 내었다. 체질감별만을 목적으로 내원한 경우도 있고, 치료를 받으면서 체질을 확진한 분들도 있다. 체질을 감별할 경우에는 최소 3회 내원을 하고, 체질침을 맞으면서 반응을 본다. 3회에 감별이 안 되는 경우에는 추가적으로 내원을 한 후에 확정을 한다.

이것은 일개 한의원의 통계이다. 이것을 바탕으로 더 확대하여 해석하는 것은 모자란 행동일 것이나 참고의 대상으로는 충분하다고 생각한다.

희망한의원 체질감별 환자 체질분포 (2014년 통계)

월별	초진	감별	금양 Pul.	금음 Col.	토양 Pan.	토음 Gas.	목양 Hep.	목음 Cho.	수양 Ren.	수음 Ves.
1	146	82	8	18	24	4	19	4	5	0
2	118	75	7	12	29	3	11	6	6	1
3	105	74	11	16	28	3	5	4	7	0
4	132	78	10	13	24	8	10	12	1	0
5	103	70	7	9	21	8	11	13	1	0
6	99	52	5	8	22	1	10	4	2	0
7	108	89	4	12	32	2	22	9	8	0
8	112	79	9	16	24	2	13	10	4	1
9	89	60	2	11	22	3	14	7	1	0
10	99	64	6	8	21	2	19	4	2	2
11	71	51	6	10	14	3	5	6	5	2
12	111	68	4	12	25	5	16	5	1	0
계	1,293	842	79	145	286	44	155	84	43	6
분포비율		100	9.4	17.2	34.0	5.2	18.4	10.0	5.1	0.7

토양체질의 비율이 34%로 다른 일곱 체질에 비해서 압도적으로 많다. 내 경우에 2위와 3위는 목양체질(18.4%)과 금음체질(17.2%)인데 이

(1) 사상인변증론

두 체질의 비율은 8체질클리닉마다 편차가 있고, 이 두 체질을 각각 1위로 꼽는 임상의가 있다는 것을 안다. 금음체질이 환자 분포비율 1위가 된다는 것은, 금음체질이 그만큼 현대의 생활환경을 견디기 힘든 체질이라는 뜻이기도 하다.

태양인에 해당하는 금양체질과 금음체질의 합이 26.6%이다. 물론 수양체질과 수음체질이 상대적으로 매우 적은 것(합5.8%)을 두고, '그건 당신의 심각한 문제요'라고 지적할 수도 있을 것이다. 그런데 소음인에 해당하는 치료는 일반한의원에서 잘 한다. 구태여 8체질한의원에까지 차례가 돌아오지를 않는다.

그렇다면 동무 이제마의 시대에는 대단히 적던 태양인이 100여년이 지나 급속도로 증가했다는 말인가. 나는 '태양인이 대단히 적다'고 말한 동무 공의 개념이 틀렸다고 생각한다. 물론 금양체질과 금음체질이 태양인이라는 인식을 수용하는 전제 하에 그렇다.

동무 공은 1894년에 『동의수세보원』의 구본 원고를 완성하고 1900년에 별세하기 전까지 자신의 원고를 계속 다듬고 고쳤다. 그런데 태음인편의 일부와 태양인편 전부는 전혀 다듬지 못했다. 이런 이유로 사상인 병증론에서 태음인편과 태양인편은 소양인편과 소음인편에 비해 내용이 불완전하거나 빈약하다. 태양인이 대단히 적다는 동무 공의 언급을 뒤집어보면, 결국 태양인에 대한 조사와 분석 자료가 부족했고 연구가 미흡했다는 고백이라고 이해할 수 있겠다.

사설을 좀 붙인다. 자동차를 사려는 사람이 티코와 그랜저의 성능을 비교하지는 않는다. 100만 화소 카메라와 1억 화소 카메라의 사진 품질을 비교하지도 않는다. 그런데 어떤 이는 '체질을 본다는 한의원에 가면 이곳과 저곳의 감별이 다르다' 고 비판을 한다. 그러면서 체질 의학은 믿을 것이 못 된다며 열을 올려 성토한다. 그런데 체질감별이란 테크닉 즉, 기술이다. 예술이기도 하다. 주현미와 유산슬의 가창력을 비교하지는 않는다. 두 사람의 가창력이 다르니 트로트는 못 믿을 장르라고 말하지도 않는다. 기술이 다르면 결과물이 다른 것은 당연한 일이다.

체질의학을 비판하는 당신은, '체질의학을 하는 사람은 초진(初診)에 모두 100%의 감별 성공률을 갖고 있다' 는 선입견을 가지고 있는 듯하니 고맙기는 하다만, 남을 비판할 때는 먼저 자신으로부터 주변 상황과 맥락을 잘 따져볼 것을 권한다. 당신 같은 찌질꾼 때문에 내 사설이 길어지니 말이다.

단소정아(短小靜雅)

11-6

少陽人體形 上盛下虛 胸實足輕 剽銳好勇 而人數亦多 四象人中最爲 易辨

소양인의 체형은 상체가 왕성하고 하체가 허약하여 가슴은 건실하나 다리는 가볍다. 사납고 날래며 용감한데다 사람 수까지 역시 많으므로 사상인 가운데 가장 구분하기 쉽다.

인수역다(人數亦多)

11-6 조문에서, 소양인의 수가 역시 많다(亦多)고 했지 가장 많다고하지는 않았다. 태음인이 많고, 소양인도 역시 많다는 뜻이다. 굳이 이구절을 두고 소양인을 가장 많다고 표현한 구본(舊本)의 내용을 떠올릴 필요는 없다고 생각한다.

11-7

少陽人 或有短小靜雅 外形恰似少陰人者 觀其病勢寒熱 仔細執證 不可誤作少陰人治

소양인이 간혹 자그마하고 차분하여 외모가 흡사 소음인 같은 경우가 있다. 이때 그 병세의 한열을 자세히 진찰해서 소음인으로 잘못 치료하지 말아야 한다.

체형(體形) 강조

「사상인변증론」은 28조문으로 구성되어 있다. 그런데 23조부터 28조까지는 『동의수세보원』 전체의 편집 후기 같은 성격의 글이다. 그러므로 실제 조문은 22개로 보는 것이 합당하다.

다음의 표는 「사상인변증론」의 구조를 정리한 것이다. 1조에서 9조까지, 10~12조, 13~16조, 17~22조 이렇게 네 부분으로 나눌 수 있을 것 같다. 여기에서 주목할 것은 체형에 대한 조문이 일곱 개라는 것이다. 전반적으로 체형이 강조되고 있다. 「사상인변증론」이 사상인 감별론이라면 감별의 핵심은 먼저 체형이라는 것을 알 수 있다.

체형의 강조와 더불어 체형으로만 판단해서는 안 된다는 주의가 첨가되고 있다. 7조가 대표적이고 8조와 9조에도 나와 있다.

「사상인변증론」의 구조

조문번호	내용	구분
11-1	태소음양인의 구성비율	분포 체형(7조문) 성질재간
11-2	體形氣像	
11-3	性質材幹	
11-4	體形不難辨	
11-5	太陽女體形壯實	
11-6	少陽人體形	
11-7	少陽人短小靜雅	
11-8	태음인과 소음인의 체형	
11-9	소음인 체형과 태음인 체형	
11-10	恒心 태음인	항심
11-11	恒心 소양인	
11-12	恒心 소음인 태양인	
11-13	소음인 咽喉證	병증
11-14	태양인 大便不通證	
11-15	完實無病	
11-16	대표적인 병증	
11-17	形容 자세관찰	주의
11-18	養生之術	
11-19	小食	
11-20	마음을 다스림	
11-21	警戒	
11-22	才能 차이	

단소정아(短小靜雅)

소양인의 체형은 보통은 상성하허(上盛下虛)하여 흉금(胸襟)이 발달했다. 소양인과 반대되는 소음인은 상허하성(上虛下盛)하여 방광(膀胱)이 발달했다. 이때 나온 방광은 오줌보가 아니라 엉덩이(臀)를 말한다. 소양인의 형세는 역삼각형이고 소음인은 반대라고 보면 된다.

그리고 소양인은 활발하고 용감해서 잘 나서므로 쉽게 드러나는 편이고 사람의 수도 많으니 보통은 주변에서 눈에 잘 띄어서 구별하기가 쉽다고 했다. 그런데 꼭 그렇지만은 않은 소양인이 있더라는 것이다.

나는 이 조문이 동무 공이 그렇게 잘못 판단하여 단소정아한 소양인을 소음인으로 치료한 적이 있다는 고백이라고 짐작한다. 그리고 그런 특징을 가진 소양인을 최종적으로 소양인으로 확정한 기준은 병증의 관찰과 투약(投藥)한 결과의 검증일 것이다.

이정찬 원장은 이 조문에 관하여, 2001년 5월에 펴낸 『신 사상의학론(新四象醫學論)』에서 "체질유형의 변증에 앞서 병증유형(病證類型)의 변증(辨證)이라는 개념이 자리 잡고 있어야 한다고 할 수 있으며, 그것은 체질별 표리병증(表裏病證)에 대한 관점을 확립하는 일이 체질변증에 우선하는 과정이 될 수 있음을 말해주는 것이다. 이는 누차 말했다시피 동의수세보원의 편제(編制)가 변증론(辨證論)을 맨 마지막에 편성하고 있는 것에서도 확인할 수 있는 면이라고 본다."고 하였다.

차분한 소양인

활동적이고 표출적이며 쉽게 흥분하는 소양인은 알아채기 쉽다. 그런데 의외로 차분한 소양인이 있다. 그리고 보통은 체형이 아담하다. 동무 공은 분명히 이런 소양인을 본 것이다.

나는 이 조문을 보았을 때 다른 생각을 했다. 나는 8체질론을 공부하고 있기 때문이다. 쉽게 말해서 표출적인 소양인은 토양체질(土陽體質 Pan.)이고, 차분한 소양인은 토음체질(土陰體質 Gas.)이다. 동무 공은 토음체질을 만났던 것이다.

결론적으로 말한다면 모든 토음체질이 단소정아하지는 않다. 토음체질의 체형도 다양하다. 이것은 당연한 말이다. 동무 공이, 작고 왜소한 소음인도 있고 크고 건장한 소음인도 있으며, 크고 건장한 태음인도 있고 6척 단신도 있다고 한 것처럼, 모든 체질에게는 여러 체형의 사람들이 존재한다. 그러니까 체질 공부가 어려운 것이다. 우리는 이것을 '동일 체질 내의 다양성'의 측면에서 본다. 체형뿐만 아니라 성격과 기호(嗜好) 등도 다양할 수 있다. 다만 그 체질의 전형적인 특성을 보유한 사람이 있고 그런 사람은 다른 체질과 비교할 때 비교적 쉽게 판별해낼 수가 있다.

토음체질(Gastrotonia)

토음체질은 8체질의학계의 뜨거운 감자다. 나는 '토음체질은 아주 귀하다'는 권도원 선생의 견해에 반대한다. 2013년부터 책을 쓸 때마다 이것을 강조해왔다. 8체질 임상의들이 토음체질을 바라보는 인식과 개념이 조금씩 변화되어 가고 있다고 느낀다. 하지만 아직은 한참 부족하다.

단순하게 8체질의 유전법칙으로 따져보더라도, 인구 구성에서 토양체질이 가장 많은 한민족에서 토음체질이 희소해질 이유가 전혀 없다. 유대민족을 지구상에서 없애고 싶어 했던 아돌프 히틀러처럼, 정기적으로 토음체질만을 골라서 사라지게 하는 전염병이 돌고 있는 게 아니라면 말이다.

나는 2018년 3월에 펴낸 『임상 8체질의학 Ⅲ』에 이렇게 썼다.

단언컨대 권도원 박사의 개념은 틀렸다. 그 분이 천사의 소매를 잡기 전에 잘못된 개념을 고쳐줄 수 있게 되기를 바라지만 그럴 수 있는 가능성이 없어 보여서 아주 안타깝다.

맥진(脈診)

11-8

太陰人脉 長而緊 少陰人脉 緩而弱

태음인의 맥은 장하고 긴하다. 소음인의 맥은 완하고 약하다.

「사상인변증론」의 11-8 조문은, 태음인과 소음인의 체형이 서로 비슷하여 구별하기가 어려우니 병증을 살펴서 판별하여야 한다고 하면서, 여러 가지 구별점을 나열하였는데 이 중에 태음인의 맥(脈)과 소음인의 맥을 비교한 대목이다. 동무 공의 저술에서 맥에 관한 언급은 매우 적다. 그렇다고 동무 공이 맥에서 태소음양의 특징을 보지 못한 것은 아니다.

여기에서 태음인의 맥과 소음인의 맥을 비교한 것은 절대적이면서 또 상대적이다. 장(長)은 약(弱)과 긴(緊)은 완(緩)과 묶인다. 장은 크다는 의미다. 약은 낮고 약하다는 것이다. 긴은 긴장감이 있고 완은 느슨하다는 것이다. 큰 것은 높기만 한 것이 아니라 용적도 넓다. 그러니 태음인의 맥은 상대적으로 뚜렷하다.

권도원 선생은 한국전쟁 후에 사상의약보급회를 거쳐서 사상의학회에서, 이현재 선생 밑에서 『동의수세보원』을 공부하면서 임상을 시작했다. 그래서 의약경험을 통해서 가장 영향을 받은 인물은 아마도 동무 이제마일 것이다. 체질침을 고안하게 된 기본적인 원리에 대한 아이디어도 그렇고, 맥진에 대한 생각까지도 영향을 받았을 거라고 짐작한다.

권도원 선생은 "『동의수세보원』에는 맥에 대한 아무 언급이 없다. 필자 자신도 한동안 맥이 아무 의미가 없다고 생각했는데 그 점은 중대한 실수였다."고 고백한 바 있다. 그리고 "상당한 기간 동안 전통적인 방법에 의거해서 맥을 관찰해보았지만 체질적인 통계는 얻지 못하여 번번이 실망했다."고도 하였다.

권도원 선생이 「사상인변증론」의 이 대목을 모르지는 않았을 텐데, "맥에 대한 아무 언급이 없다."고 한 것은 자신이 판단하기에, '동무 공이 맥에 대해서는 큰 관심이 없었던 것 같다' 로 이해했다는 의미로 받아들이고 싶다. 그래서 자신도 크게 관심을 두지 않다가, 체질침을 고안하면서 병증 구분의 도구로 채용하기 위해서 "전통적인 방법에 의거해서 맥을 관찰"하였다는 것이다.

체질침은 1958년 말에 고안되었다고 추정하고 있고, 첫 논문은 1962년 9월 7일에 탈고되었다. 그리고 1963년 10월 23일에 [체질침 치험례]를 쓰고, 1964년 9월에 『의림』에 [체질과 침]을 실을 때까지도 체질맥은 아직 발견되지 않은 상태였다. 그러니까 그때까지는 권도원 선생도 전통적인 방법인 육부정위(六部定位) 맥법을 사용했다는 것이다. 그러면서 좌우 여섯 곳의 맥을 사상인의 장기대소와 연결하여 병증을 판별해 보려고 애썼다.

피카소는 "좋은 예술가는 모방하고 위대한 예술가는 훔친다." 고 했다는데, 뛰어난 창조자는 잘 감춘다고 할 수도 있겠다. 특히 금양체질은 자신이 만든 체계의 소스(source)를 감추려는 경향이 짙다. 잘 감출수록 자신의 창의지수가 높아지기 때문이다.

나는 권도원 선생이 체질맥을 발견하기 전에 일본의 경락치료파(經絡治療派)가 사용하던 비교맥진법(比較脈診法)에서 아이디어를 얻어서, 미리 구상(design)해 두었던 여덟 가지로 구분된 가상(假想)의 체질맥 그림이 있었다고 생각한다. 이에 대한 생각을 『체질맥진』과 『시대를 따라 떠나는 체질침 여행』에 자세히 썼다.

체질맥이란 8체질로 구분되는 사람의 몸에서 각 체질마다 고유하게 표출되는 (입체적인) 파동이므로 권도원 선생이 체질맥을 만든(창조) 것은 아니다. 권도원 선생은 1964년 말에 체질맥을 발견했다(고 추정한다). 물론 이 사실만으로도 위대하고 추앙받을 만하다. 체질맥진은 주관적인 요소가 개입할 여지가 없는 것은 아니지만, 현재까지 나온 다른 어떤 툴(tool)보다 비교적 객관적인 체질감별 도구이다.

그런데 체질맥진은 고난도의 기술이다. 권도원 선생도 20만 명은 잡아 봐야 제대로 할 줄 알 거라고 했으니 말 다했다. 하루 30명씩 잡는다고 치면 22년이 걸린다. 나는 24년째 하고 있는데도 여전히 어려운 것을 보면 그렇다.

2003년부터 2008년까지 경기도 남양주시에 한의원이 있었다. 서울에서 출퇴근하면서 퇴근길에 MBC FM「배철수의 음악캠프」를 들었다. 당시에는 월요일부터 금요일까지 코너가 있었다. 금요일의 코너가 '사람과 음악'이다. 특히 예술 쪽에서 오래도록 한 분야에 종사했던 분들이 출연했다. 흔히 말하는 해당 분야의 고수들이다.

배철수 DJ가 늘 묻던 말이 있다. "오래 해 보시니 어떤가요? 이제는 쉬운가요?" 그러면 '쉽다'고 대답을 한 사람은 아무도 없다. 답변은 거의 비슷했다. "하면 할수록 어렵습니다. 그래서 자꾸 더 노력하게 됩니다." 특히 그 분야가, 악기처럼 기구를 다루는 기술적인 숙련이 필요하다면 더 그랬다. 끊임없이 연습을 해야 한다는 것이다. 그리고 해당 분야에 대한 해석, 즉 철학적인 부분은 연륜이 깊어가면서 성숙해지는 것은 당연한 일이라는 것이다.

그렇다면 권도원 선생의 20만 명 말씀도 그런 뜻으로 새겨도 되겠다고 생각한다. 그렇게 해두면 이제 처음 시작하는 분들의 부담이 조금은 덜할 것 같다.

가수 송창식 씨는 지금도 매일 기타 연습을 한다고 했다. 기타를 하루 안치면 다음날 실력이 준다는 것이다. 매일 쳐야지 몸이 늘 풀린다면서 공연장에 가서도 무대에 올라가기 전에 또 연습을 해서 몸을 풀어야 한다는 것이다.

그리고 또 기타의 기본박자를 연습한다고 한다. 연습실에 있는 노트북에 정확한 박자를 알려주는 프로그램을 깔아놓고 거기에 맞춰서 기타 치는 연습을 한다는 것이다. 50년 이상 기타를 친 거장이 노래를 부르는 게 아니고 기본박자를 연습한다니.

그건 정확한 소리를 내는 연습이라고 했다. 사실 음악하고는 별 관계가 없단다. 말하자면 소리 내는 운동이라는 것이다. '정확한 소리를 내기 위한 운동' 참으로 의미심장한 말씀이다. 나는 기타를 다루는 재주는 없기 때문에 이 말이 품은 디테일을 완전히 알지는 못하겠다. 하지만 무엇을 전달하려는 것인지는 알 수 있겠다.

8체질의사는 매일 진료실에서 체질맥진을 한다. 그건 실전이면서 또 훈련이기도 하다. 송창식 씨가 연습을 통해서 몸을 풀 듯이, 우리는 평소의 바른생활을 통해서 '몸의 균형감'을 유지하는 것이 환자를 맞이하는 사전준비가 될 것이다. 그리고 체질맥진을 시행할 때는, 정확한 감별을 위해 '기초와 기본에 충실하는 게 필요하다'고, 송창식 씨의 말씀을 통해서 배웠다.

배부르기를 탐하지 않는다

10-16

是故飮食 以能忍飢而不貪飽爲恭敬

그러므로 음식은 주림을 참고 배부르기를 탐하지 않는 것이 공경의
마음이다.

「광제설(廣濟說)」은 섭생(攝生)을 말한 논편이다. 조문 10-15에서 사
람이 간약(簡約), 근간(勤幹), 경계(警戒), 견문(見聞)의 네 가지를 다 갖
추면 장수를 누린다고 하였다. 그리고 교사(嬌奢)와 탐욕(貪慾), 나태
(懶怠), 편급(偏急), 태만(怠慢)이 요절하게 만드는 요소라고 하였다.

정용재 원장은 2018년 1월에 펴낸 『동의수세보원』의 1105쪽과
1106쪽에서 조문 10-15와 10-16을 해설하면서, 장수의 윤리를 얼마나
갖추었느냐에 따라 수명의 정도가 달라진다면서, "동무는 결코 체질
식을 열심히 해야 장수한다고 말하지 않는다."고 하였다. 그러면서
"오늘날의 체질의학이 체질식 의학이 되어가는 세태는 한번쯤 되돌아
볼 필요가 있다."고 강조하였다. 중심이 바른 사람이라야 장수한다는
것이다.

이어서 "음식은 가려먹는 것보다 줄여먹는 것이 더욱 중요하다. 동무는 배부르기를 탐하지 않는 마음이 장수로 향하는 공경의 마음이라 말한다. 먹으려는 마음으로 체질식을 시작한다면 실패할 가능성이 높다. 먹지 않으려는 마음을 가져야 비로소 성공한다. 절제의 삶이 바로 공경의 삶이고 건강의 길이다."라고 해설하였다.

이것은 「사상인변증론」의 조문 11-19와 이어진다. 장수하려거든 하루에 두 번만 먹으라고 한 것이다.

11-19

有一老人曰 人可日再食而不四五食也 又不可旣食後添食 如此則必無不壽

어떤 노인이 말했다. "1일 2회 식사하고 4~5회 하지는 말라. 또 식사를 마친 뒤 첨식을 말라. 이렇게 한다면 장수하지 못할 것이 없다."

정용재 원장의 공부 출발은 8체질의학이었다는 것을 잘 알고 있다. 대학시절에 이미 공부가 깊었다. 그런 후에 대학원에 들어가면서 본격적으로 사상의학 공부를 했고 박사과정까지 마쳤다. 박사논문도 2012년에 제출한 「사상의학과 8체질론의 비교 연구」이다. 그러니 그가 '체질식'이란 용어를 쓸 때는 그 용어가 지닌 의미를 충분히 이해하고 썼을 거라는 것을 짐작할 수 있다. 위에서 '체질의학이 체질식의학이 되어가는 세태'라고 말한 부분 말이다.

체질식이란 체질별로 분류된 유익한 식품과 해로운 식품에 따라서 유익한 방향으로 식생활을 하는 것이다. 사실 음식과 관련한 모든 건강법의 기본은 절제(節制)이다. 권고보다는 금지(禁止)란 말이다. 즉 금지가 전제된 권고가 되겠다. 체질식의 정의에서도 '유익한 방향으로 식생활을 하는 것'은 '해로운 식품을 먼저 금지하고'라는 배경이 있는 것이다. 정용재 원장은 이것을 간단히 '가려먹는 것'이라고 썼다.

나는 『개념8체질』에서 '8체질의학은 절제와 금지의 의학이다.'라고 정의한 바 있다.

권도원 선생이 체질식을 열심히 하라고 강조하는 것은 체질식 열심히 해야 장수한다는 이야기는 아니다. 체질식을 잘 실천하면 건강해진다는 것은 맞지만, 환자에게 이렇게 권고하는 것이 편하고, 환자들이 듣고 싶어 하는 이야기이기 때문이라고 생각한다. 권도원 선생은 실천의 방도를 구체적으로 제시했던 것이다.

체질식을 열심히 하면, 장수라는 목표에 앞서서 몸이 먼저 변하는 것을 느끼게 된다. 질병에 빠진 상태였다면 병을 이겨낼 힘이 생기고 병세가 호전된다. 병이 없었다면 몸과 마음이 깨끗해졌다는 것을 깨닫게 된다. 그 바탕은 바로 절제를 실천한 힘이다. 먹고 살아야 하는 본능을 넘어선 성취인 것이다.

그렇게 자신의 몸을 변화시킨 건 바로 마음의 변화였다는 것도 알게 된다. 그건 바로 애초에 품은 체질식 실천의 의지였던 것이다. 그리고 또 그에 앞섰던 것은 믿음이었다. 체질식이 자신을 건강하게 해줄 거라는 믿음 말이다.

먼저 믿었다. 이것이 시작이다. 믿지 않으면 실천할 수 없기 때문이다. 그리고 욕심을 참으며 버텼다. 그리고 반드시 먹어야 할 것을 지켰다. 그 일을 지속했다. 그런 다음에 자신의 몸이 깨끗하게 변한 것을 느끼게 된다. 또 체질식을 더 지속할 수 있다는 자신감이 충만해진다. 그런 후에는 몸과 마음이 건강한 삶이다. 장수는 그 다음이다.

체질식의 근본원리는 자기절제인 것이다. 아울러 출발은 '마음 바꾸기' 였다. 동호(東湖) 선생의 체질식은 『동의수세보원』과 바라보는 방향이 같다.

재능(才能)의 차이

그러나 인류와 모든 생물이 살수 없는 지구의 끝을 분명히
있느껴이며 그것을 처러 하시기 위하에 모실 우리 주님의
재래도 가까워 지오 있는것은 분명합니다

3월 9일

권 도 원

체격이 작다 말랐다. 눈매가 날카롭고 홍조지만 강단이 느껴진다. 예민한 모습이다. 투러정이다.	체격이 작아 보인다. 피부가 부드럽다 (좋아보인다) 솔직한 말을 한다. 속이려는 태도가 없다

2015년 1학기에, 성공회대학교 교양학부에서 8체질론을 강의했다. 사회학과, 사회복지학과 등 인문사회계열 학생들도 있고, 컴퓨터공학과, 디지털컨텐츠학 등 이공계열 학생들도 많이 들었다. 매주 강의 후에 학생들이 자필로 작성한 과제물을 받았다. 과제물을 검토하다가 놀란 일이 있다. 항상 내가 강의하는 자리에서는 먼 곳 구석에 혼자 앉아 강의를 듣던 최○○ 학생의 과제물이었다.

그의 필체에서 권도원 선생의 기운을 느꼈기 때문이다. 나는 필적 감정 전문가는 아니라서 두 사람의 필체를 정밀하게 대조하지는 못하겠다. 그런데 분명히 닮았다. 권도원 선생의 글씨는 2008년 3월에 내게 보내주셨던 편지이다.

학생들의 학기말 시험 문제 중에 주관식 문제가 있었다. '나는 ○○ 체질이다. 이것을 사례를 들어서 주장하십시오.' 이것이었다. 나와 한 학기동안 공부하면서 얻은 8체질론 지식을 동원해서 자신의 체질을 추정하고, 그 근거를 쓰는 문제였다. 물론 최○○ 학생은 금양체질이었고, 그 근거를 비교적 간단하게 서술했었다고 기억한다. 강의를 그리 성실하게 듣지는 않았으니 말이다.

학생들은 거의 대부분 자신의 체질을 제대로 파악했고 잘 표현했다. 몇몇 학생은 내가 관찰하면서 추정했던 체질이 아니라고 적었다. 오히려 내가 그들의 주장에 설득되기도 했다. 수강했던 학생들이 의학계열 전공이 아니라서 선입견을 갖지 않았기 때문에, 이 학생들이 나의 강의를 잘 따라와 주었는지도 모르겠다.

11-22

夫子曰 三人行必有我師 以此觀之則天下衆人之才能 聖人必博學審問
而兼之故大而化也

太少陰陽人 識見才局各有所長 文筆射御 歌舞揖讓 以至於博奕小技
細瑣動作 凡百做造面面不同 皆異其妙儘乎 衆人才能之浩多於造化中
也

공자께서 말씀하셨다. "세 명만 모여 가더라도 거기 반드시 나의 스
승이 있다." 이로써 보건대 세상 사람들의 재능은 성인도 널리 물어
가며 함께 한 것이다.

이처럼 태소음양인의 식견이나 재능은 각기 장점이 있다.

문체나 필체, 활쏘기, 말타기, 노래, 춤이나 읍하면서 예를 취하는 자
세부터 장기, 바둑, 자잘한 동작에 이르기까지 모든 일에 모두 달라
전부 미묘한 차이가 있다.

동무 공이 「사상인변증론」의 조문 11-22에서 재능의 차이를 말한
부분이다. 문체나 필체(文筆), 그리고 읍(揖)하면서 예를 취하는 자세
에서도 다르다(不同)고 하였다.

2007년에 추석을 이틀 앞두고 아버지께서 돌아가셨다. 제천에 있는
서울병원 장례식장에 빈소를 차려 놓고 조문객을 맞는데, 두 사람의

금양체질을 보고 또 놀랐다. 남동생의 선생님인 철학박사 강유원 선생이 오셨다. 그리고 8체질의학 커뮤니티인 Onestep8.com을 운영하는 기술적인 문제를 관리하고 있는 최선우 원장이 왔다. 두 분의 체형과 절(拜)을 하는 동작이 너무 똑같았던 것이다. 속으로 '체질 참 무섭다' 고 되뇌었다.

권도원 선생은 1997년 2월에, 『빛과 소금』143호에 기고한 [체질에 맞는 음식법이 건강 비결이다]에서 아래와 같이 썼다.

8체질의 특징은 인간의 모든 면에서 표현된다. 체형, 체취, 음성, 성품, 기호, 취미, 행동, 업적, 필적, 재능 등 어디서나 체질의 특징들을 엿볼 수 있으나 너무 산만하여 분명한 획을 긋기가 쉽지 않다. 그것이 바로 체질이 있으면서 없는 것 같은 이유다.

영화감독 박찬욱 씨의 체질을 탐색하는 글을 쓰기 위해서 자료를 검색하다가 혼자 피식 웃었던 적이 있다. 그가 남긴 자료를 통해서 이미 충분히 공감했지만 '동서추리문고를 열심히 사서 모았다' 는 대목에서는, 대학시절의 내가 소환당하는 기분이었으니 그렇다.

근래에는 홍익한의원의 이경성 원장이 보내준 자료를 보면서 또 놀랐다. 그가 정리한 자료들을 보면서 마치 거울을 보는 것 같았다. 자료를 준비하고 정리하는 방식이 나와 거의 똑같았던 것이다.

이렇게 재능과 행동은 같은 체질에서는 공감을 얻고, 서로 다른 체질을 구별할 수 있는 특징이 된다. 한 가지 덧붙인다면 체질이란 그 자체로 한계이다. 그러니 사람은 자기 체질에 맞춰서 자기가 잘 할 수 있는 것을 해야만 한다.

병증론
病證論

1997년 봄부터 체질의학을 공부하고 임상을 하면서 체질
침(體質鍼) 치료에 집중해왔다. 그래서 체질의학 임상을
한 기간에 비해서는 사상방(四象方)을 운용한 경험이 그
리 많지는 않다. 내가 이런 방식의 책을 쓰고 있다고 했더
니 부산에 있는 한의사 후배가, 지레 넘겨짚고 8체질론으
로 사상방을 해설하는 내용을 기대한다고 해서 사상방 쪽
으로는 공력이 많이 부족하다고 대답했다. 조위승청탕(調
胃升淸湯)에 대해 쓴 것은 그 후배의 기대에 대한 약소한
답변이다.

외할머니 이야기를 쓰면서, 한 번도 뵌 적이 없는 그 분과
내가 연결되어 있다는 묘한 기분에 사로잡혔다. 눈물이 고
이기도 했다. 남북관계가 속히 풀려서 '어머니를 모시고
함흥에 가겠다'고 한 약속을 지킬 수 있는 날이 온다면 참
좋겠다.

병증론 편명(病證論 篇名)

少陰人 腎受熱表熱病論 胃受寒裏寒病論

少陽人 脾受寒表寒病論 胃受熱裏熱病論

太陰人 胃脘受寒表寒病論 肝受熱裏熱病論

太陽人 外感腰脊病論 內觸小腸病論

이것은 『동의수세보원』 인본(印本)에 나오는 사상인의 병증론(病證論) 편명(篇名)이다.

사상인의 병증론(病證論) 편명(篇名)

四象人	표병(表病)	리병(裡病)
太陽人	외감요척병(外感腰脊病)	내촉소장병(內觸小腸病)
少陽人	비수한표한병(脾受寒表寒病)	위수열리열병(胃受熱裏熱病)
太陰人	위완수한표한병(胃脘受寒表寒病)	간수열리열병(肝受熱裏熱病)
少陰人	신수열표열병(腎受熱表熱病)	위수한리한병(胃受寒裏寒病)

동무 공은 1894년 갑오년(甲午年)에 1차로 원고를 완성했다. 이것을 갑오년에 완성한 구본(舊本)이라고 부른다. 그리고 1900년 경자년(庚

子年)에 돌아가실 때까지 원고를 다듬고 고쳤다(改抄). 동무 공은 태음인 병증 부분을 손보다가 시간이 모자라 태양인 병증 부분은 미처 시작도 하지 못했다. 이것은 경자년에 마무리한 신본(新本)이라고 한다.

위에서 태양인의 병증론 편명이 소음인, 소양인, 태음인 부분과 다른 이유이다. 즉 구본에서는 편명이 태양인 병증론 편명 같은 형태로 되어 있었을 거라고 짐작할 수 있었다. 우리가 잘 새겨야 할 것은 구본과 신본이 온전한 원고뭉치 형태로 발견된 적은 없다는 것이다. 그냥 연구 목적으로 그렇게 부르고 있는 것이다.

그러다가 2000년에 동무 공의 종손(從孫)인 이진윤 선생의 아들인 이성수 씨가 집안에서 보관하던《함산사촌 동의수세보원 갑오구본(咸山沙村 東醫壽世保元 甲午舊本)》필사본을 공개하면서 학계에 구본과 신본의 내용이 공식적으로 드러나게 되었다. 하지만 사상의약보급회가 활동하던 1950년대에 이미 이런 내용을 알고 있던 사람이 있었다. 이진윤 선생과 인연을 맺었던 홍순용 선생과, 이현재 선생에게 배운 권도원 선생이 바로 그렇다.

동무 공 별세 후에 문인(門人)들의 모임인 율동계(栗洞契)에서 구본과 신본을 참고하고 비교해서 원고를 새로 편집하여, 1901년 신축년(辛丑年)에 목활자본으로 『동의수세보원』을 발간한다. 이것을 신축본 또는 인쇄된 판본이라는 의미로 인본(印本)이라고 칭한다. 또한 처음 출판된 판본이므로 초판본(初版本)이 된다. 그동안 사상의학 연구자들이 여러 소장처에서 인본을 확인하였고, 최병일 원장이 회장을 맡았던 해에 사상의학회에서는 한국학중앙연구원에 보관된 신축본을 가지고 1998년 4월에 영인본(影印本)을 펴냈다.

구본(舊本)과 인본(印本)의 편명(篇名) 비교

四象人	구분	표병(表病)	리병(裡病)
太陽人	印本	외감요척병	내촉소장병
	舊本	외감요척병	내촉소장병
少陽人	印本	비수한표한병	위수열리열병
	舊本	외감방광병(外感膀胱病)	내촉대장병(內觸大腸病)
太陰人	印本	위완수한표한병	간수열리열병
	舊本	외감뇌추병(外感腦顀病)	내촉위완병(內觸胃脘病)
少陰人	印本	신수열표열병	위수한리한병
	舊本	외감려병(外感膂病)	내촉위병(內觸胃病)

권도원 선생은 1965년 10월 20일에 일본 도쿄에서 발표한 체질침 논문의 내용에 대한 홍순용 선생의 공식적인 비판[體質鍼에 關한 小論]을 받은 후에, 1966년에 『대한한의학회보』 제23호에 실은 [묵살 당한 진리]를 통해서 홍순용 선생의 논리를 반박했다. 이 글 중에 구본의 편명에 대한 언급이 나온다.

"李濟馬先生의 體質論的 研究의 過程을 살펴보면, 四象人의 病論을 그의 처음 草稿에서, 少陰人病은 外感膂病과 內觸胃病으로 分類하였으며, 少陽人病을 外感膀胱病과 內觸大腸病으로 分類하였다. 그러나 그의 研究의 進行과 함께 臟腑論이 分明해짐에 따라 少陰人의

外感膂病을 腎受熱表熱病으로 그리고 內觸胃病을 胃受寒裡寒病으로 結論하고, 少陽人의 外感膀胱病을 脾受寒表寒病으로 內觸大腸病은 胃受熱裡熱病으로 結論하여 「壽世保元」에 記錄하였다.”

1966년 당시에 권도원 선생은 ‘처음 초고(草稿)’를 보았던 것이다.

권도원 선생은 병증론의 편명이 왜 바뀌게 되었는지 자신의 명확한 견해를 가지고 있었다. 사상인의 병증을 바라보는 동무 공의 인식과 개념이 바뀌었던 것이다. 병증의 양상과 성격, 그리고 사상인 별로 질병의 발생에 어떤 장부가 관여되는지에 대한 구체적인 깨달음이 더해졌다. 하지만 태양인 편은 1894년까지의 생각에서 조금도 진전시키지 못했다. 아마도 근거가 되는 자료가 부족했기 때문일 것이다.

인본에 나온 사상인 병증론 편명에는 크게 나누어 보면 두 가지 정보가 들어 있다. 소음인 병증론 편명은 신수열표열병론과 위수한리한병론이다. 여기에서 앞정보는 신수열과 위수한이고, 뒷정보는 표열병과 이한병이다. 앞정보에는 질병을 발생시키는 원인이 되는 장기(藏器)와 외부의 인자(因子)를 표시하고 있다. 뒷정보에는 질병이 나타내는 증상의 부위와 성격, 그리고 양태를 담고 있다.

뒷정보에 의하면 사상인의 병증을, 발생부위는 표(表)와 리(裡)로 나누고 성격이나 양태는 한(寒)과 열(熱)로 구분한다. 그리고 이 두 가지 요소가 결합되어 사상인의 병증은 표한(表寒)과 표열(表熱), 그리고 이한(裡寒)과 이열(裡熱)의 네 가지 양태로 표현된다.

권도원 선생은 이현재 선생에게서 사상의학을 공부했다. 그러면서 태소음양인의 네 가지 구분이 아닌 사상인을 한증(寒證)과 열증(熱證)으로 나눈 여덟 가지 구분법에 더 집중하게 되었다. 그리고 동무 공이 병증론 편명을 변경하게 된 과정을 궁리하면서 동무 공의 견해와는 다른 자신만의 깨달음이 생겼다.

이제 권도원의 병근(病根) 개념이 나오는 것이다. 그런데 병근이라는 글자가 『동의수세보원』에 나온다. 「소양인 범론」 조문 7-3-4이다.

7-3-4

此二證 必在重病險病之列 不可不預防服藥 永除病根然後 可保無虞

위 두 병증은 중병, 험병 계열에 속하니 미리 예방하여 복약하지 않을 수 없다. 병근을 완전히 제거한 후에야 마음을 놓을 수 있다.

병근이라면 '병의 뿌리'인데 병근을 완전히 제거한다니, 체질침에서 쓰는 병근 개념과는 품은 뜻이 다르다. 그래도 권도원 선생이 이 글자를 차용해서 자신의 이론을 표현하는 용어로 사용했다고 짐작하는 것이 무리한 일은 아닌 것 같다.

사상인 각각에 한증과 열증으로 구분한 8병증(病證)에 또한 해당 병증을 발생시키는 원인 장기가 하나씩 도출되었다. 그런데 장기는 각기 다른 여덟 장기가 아니다. 소음인과 소양인에서는 위(胃)와 신(腎)

이 공통적으로 들어 있고, 태음인과 태양인에서는 대장(大腸)과 간(肝)이 공통적으로 들어 있다. 무슨 뜻인가. 소음인 병증론과 태음인 병증론 편명을 보자.

소음인 병증론과 태음인 병증론 편명

구분	병증론 앞정보	질병의 부위	질병의 원인	증상의 성격
소음인	신수열	신	신열(腎熱)	표열(表熱)
	위수한	위	위한(胃寒)	이한(裡寒)
태음인	간수열	간	간열(肝熱)	이열(裡熱)
	위완수한	대장	대장한(大腸寒)	표한(表寒)

소음인은 신이 강한 장기이고, 위는 약한 장기이다. 그리고 태음인은 간이 강한 장기이고 대장은 약한 장기이다. 소음인의 강한 장기인 신에서 발생하는 병증은 강한 신장이 열을 받아서 신열한 상태가 되고, 이것이 질병을 발생시키는 원인이 된다고 보았고, 그 병증의 증상 양태는 표열이라는 것이다. 또 소음인의 약한 장기인 위에서 발생하는 병증은 약한 위가 한기를 받아서 위한(胃寒)한 상태가 되고, 이것이 질병을 발생시키는 원인이 된다고 보았다. 그리고 증상의 양태는 이한(裏寒)이다.

사상인의 8병증에서 강한 장기로부터 생기는 병증은 실증(實證)으로 열증이 되고, 약한 장기로부터 생기는 병증은 허증(虛證)으로 한증이 되는 규칙성이 있다. 권도원 선생은 이런 인식을 자신의 체질침 논문에 넣어 놓았는데, 강한 장기로부터 생기는 병증을 1증(證)이라 하고, 약한 장기로부터 생기는 병증은 2증(證)이라고 하였다. 그러니 1증은 열증의 양상을 띠고 2증은 한증의 양상을 띤다.

『동의수세보원』의 사상인 병증론과 편명을 해석하면서 생긴 새로운 깨달음과 인식으로부터 권도원 선생은 체질침의 핵심 개념인 병근을 도출하게 된 것이다. 그리고 「62 논문」의 8병증은 「1차 논문」의 8병형(病型, morbidity)을 거쳐서 「2차 논문」의 8체질(體質)로 연결되는 것이다.

또한 권도원 선생은 체질침의 체계를 만들면서 병근으로부터 발생하는 병리(病理)를 두 가지로 구분하였다. 병근이 최강장기(最强藏器)이면 그것은 항상 너무 강해지려는 경향성을 가지고, 병근이 최약장기(最弱藏器)이면 그것은 항상 너무 약해지려는 경향성을 가진다는 것이다. 이것이 병근 개념을 기본으로 한 체질침의 병리관이다.

패기(悖氣)

7-1-44

其後又 有一少陽人 十七歲女兒 素證 間有悖氣 食滯腹痛矣

한참 사상의학 공부에 몰두했던 1990년대 말에, 소양인 비수한표한병론(脾受寒表寒病論)을 보다가 패기(悖氣)가 나왔다. 패는 어그러질 패자인데 패기라니 너무 생소했다. 그래서 자료를 뒤졌다.

마침 제천지역에 있던 동료한의사 선배가 김형태 원장의 책을 선물로 준 게 있었다. 일단은 그걸 먼저 보았다. 그리고 제천시립도서관에 가서 사상의학과 관련한 책을 찾았다. 여기저기에 전화도 돌렸다. 그래도 영 시원치가 않았다. 그러다 한의원 책장에 꽂힌 책이 눈에 들어왔다. '아차, 저 책이 있는 것을 잊고 있었구나.' 여강출판사에서 1992년 4월에 펴낸 『동의수세보원』이었다. 이 책은 북한의 학자들이 번역하여 1964년 4월에 의학출판사에서 출간한 것을 남쪽에서 다시 펴낸 것이다.

나의 외할머니는 함흥(咸興) 분이다. 휘자(諱字)는 이(李) 금(金)자 애

(愛)자다. 나는 그분을 직접 뵌 적이 없다. 1939년 단오(端午) 날에 외할아버지와 함께 찍은 오래된 사진 속에서 설핏 뵈었을 뿐이다. 나는 어머니를 닮았고 어머니는 자신의 부친을 닮지 않았으니, 내 얼굴 속에 외할머니의 모습이 들어 있을지도 모른다.

외가(外家)의 고향은 충청도 충주(忠州)의 달천이라는 곳이다. 그곳에 선산(先山)이 있다. 1930년대 말에 일제(日帝)의 핍박이 심할 때, 외증조부께서는 미혼(未婚)이었던 막내아들을 데리고 만주(滿洲)를 향해 떠난다. 가던 길에 함흥에 머물렀는데, 아버지가 세운 학교에서 음악을 가르치던 앳된 여자선생님과 막내아들이 눈이 맞았다. 그야말로 남남북녀(南男北女)가 아닌가. 채 스물도 되지 않은 딸의 결심을 꺾지 못한 여선생님의 아버지는 결혼을 허락했다. 신혼부부는 외증조부를 따라 만주로 가서 1942년 9월에 그분들의 첫 아이를 낳았다. 그 아이가 나의 모친이다.

우리 호적에 적혀 있던 어머니의 출생지는 '만주국 길림성 문하현 동가 흥융구 흥융가'이다. 외할머니는 어머니 밑으로 아들을 하나 두었는데 한국전쟁 중에 피난지에서 전염병인 천연두가 돌아 아들을 잃었다. 그리고 1953년에 외삼촌을 낳고 후유증이 생겨 별세하셨다.

여강출판사의 『동의수세보원』에 이렇게 번역되어 있었다.

그 후에 또 소양인으로 17세 되는 처녀 하나가 있었는데 본래 증세가 간혹 딸꾹질이 나고 음식이 체하고 배가 아픈 일이 있었다.

딸꾹질이라니, 국어사전을 바로 찾았다. 패기는 '딸꾹질의 함경도나 강원도 방언'이라고 되어 있다.

허탈했다. 함경도라 하니 어머니 생각이 났다. 이미 답은 알았지만 모르는 듯이, 부모님 댁에 가서 어머니께 '패기가 뭔지 아세요?' 하고 여쭸다. '알지, 딸꾹질 아녀?' 그러신다. '아니 패기를 어떻게 아세요?' 하니 '예전에 엄마가 내가 딸꾹질을 하면, 너 패기하네? 그러셨거든. 그래서 알아.' 이러신다.

패기가 딸꾹질의 함경도 지방 사투리라면 거기에서는 패기가 일상 언어인 것이다. 그것을 책에 쓰려고 동무 공이 없는 한자(漢字)를 억지로 붙여서 悖氣라고 하였는지, 원래 한자어도 있는 것인지는 잘 알 수 없다.

김형태 원장은 강의에서 이 부분을 아래와 같이 말했다.(이 강의록은 책으로 묶였다. 『동의수세보원강의』 鼎談 1999.)

이제마 선생의 케이스 스터디에는 성격을 늘상 기록하고 있습니다. 소양인의 케이스 스터디 중에도 '少陽人 十七歲 女兒 素證 間有悖氣'라는 말이 나오는데, 悖氣가 있다는 것은 행패 부리는 기운 즉, 토라지거나 팽팽거리는 나쁜 성질이 있다는 말입니다.

패기를 '토라지거나 팽팽거리는 나쁜 성질'로 본 것이다.

강의를 하다가 또는 책을 쓰다가 모르는 곳이 있다면 모르겠다고 솔직하게 표현하는 것이 맞다. 그러면 그걸 알게 된 후배가 그 대목을 이어서 파면 된다. 그런데 본뜻과는 전혀 다른 엉뚱한 얘기를 기록으로 남겨 놓으면 그걸 읽는 후학들은 자기의 뜻과는 상관없이 이상한 세계로 들어가서 헤매게 된다.

김형태 원장을 전적으로 신뢰하는 사람이라면 '소양인에게 잘 토라지고 팽팽거리는 나쁜 성질이 있다' 는 잘못된 개념이나 선입견이 생길 수도 있다. 그렇게 갖게 된 개념이 그의 임상에서 중요한 순간에 판단의 기준이 될 수도 있다. 그래서 혹여 나쁜 결과를 초래한다면 그건 제대로 공부하지 못했던 선배가 남긴 폐해(弊害)가 될 것이다.

전국한의과대학 사상의학교실의 공통교재인 『사상의학』에서는 딸꾹질로 번역되어 있다. 아마도 북한판의 영향을 받은 것 같다.

그런데 정용재 원장은 2018년 1월에 펴낸 『동의수세보원』에서 '소증으로 간혹 짜증을 부리며 식체, 복통이 있었다.' 라고 번역하였다. 김형태 원장과 비슷하게 본 것이다. 나는 『동의수세보원』과 관련한 새로운 책을 처음 만나면 세 곳을 꼭 찾아서 본다. 天機有四와 悖氣, 그리고 太陽牝牛馬가 들어 있는 조문이다. 그 세 군데를 어떻게 처리했는지를 보면 대강 책을 지은이의 내공을 짐작할 수 있기 때문이다.

정용재 원장은 서로 카톡을 주고받는 사이이므로 카톡으로 알려주었다.

8체질 중 토양체질과 토음체질은 사상인 분류에서 소양인에 해당한다.

전에 우리 한의원에 함께 근무한 연세 많은 간호조무사가 있는데 토양체질이다. 그 분은 매운 것을 먹으면 딸꾹질이 나온다고 했다. 그리고 내게 치료받던 토음체질 환자 한 분도 그런 말을 한 적이 있다. 목음체질인 나는 매운 기운을 느끼면 재채기가 먼저 나온다. 그리고 모든 종류의 매운 것에 무척 취약하다. 일례로 국가대표 라면격인 그 ㅅ라면을 먹지 못한다.

위 두 분의 딸꾹질과 나의 재채기는 앨러지(Allergy) 반응이라고 판단한다. 위험한 물질에 대한 방어 작용인 것이다.

그렇다면 7-1-44 조문에 나온 열일곱 살 소양인 여자 아이에게 평소에 간혹 발생한 딸꾹질도 그런 맥락에서 해석해 볼 수 있을 것이다. 동무 공은 이것이 소증(素證)이라고 하였으니 더 그렇다.

침리(鍼理)

6-3-24

嘗見少陰人中氣病 舌卷不語 有醫針合谷穴 而其效如神 其他諸病之
藥不能速效者 針能速效者有之

한번은 소음인이 중기병으로 혀가 말려 들어가고 말을 못하는데, 어떤 의사가 합곡혈에 침을 놓으니 신효한 경우를 본 적이 있다. 다른 여러 병에도 약이 속효를 못 낼 때 침이 속효를 내는 경우가 있다.

盖針穴亦有太少陰陽四象人應用之穴 而必有升降緩束之妙繫 是不可
不察 敬俟後之謹厚而好活人者

침혈에도 사상인이 응용할 수 있는 혈이 있어 승강완속의 오묘한 효과를 낼 수 있는 곳이 분명히 있을 것이다. 이것은 연구하지 않을 수 없는 문제니 훗날 신중하고 사람 살리기 좋아하는 사람이 이루어주기를 삼가 부탁한다.

「소음인범론(少陰人泛論)」의 말미에 이 조문이 나온다. 중기병(中氣病)이란 다른 사람과 언성을 높이면서 다투다가(暴怒氣逆) 쓰러져 졸도하는 것으로 히스테리발작의 일종이다. 합곡혈(合谷穴)은 기관(氣關)

이니 상역한 기를 다스린 것이다.

승강완속(升降緩束)은 각각 소음인, 소양인, 태음인. 태양인의 치료 원칙이다. 장리(臟理)에 따른 약리(藥理)의 기반이다.

針穴亦有太少陰陽四象人應用之穴

동무 공 사후에 『동의수세보원』에서 이 대목을 발견하고, 자극을 받은 사람들이 많았을 거라고 생각한다.

권도원 선생은 1964년 9월 30일 나온, 『의림』 제45호에 실린 [체질과 침]에서 침리(鍼理)라는 용어를 사용하였다. 체질적인 병리와 약리를 연구하다가 '각 장기를 보하고 사하는' 침리가 분명히 있을 거라고 착안하여 경락과 침을 연구하기 시작했다고 밝혔다. 이것은 사실 「소음인범론」에 나온 동무 공의 당부를 염두에 둔 공개 발표용 수사 (修辭)이다.

체질침은 이노우에 케이리(井上惠理)의 취혈표에서 시작했음을 내가 『시대를 따라 떠나는 체질침 여행』에서 밝혀 놓은 바 있다.

공기통 속 아흐레

나는 양약이든 한약이든 약 먹는 것을 별로 좋아하지 않는다. 환자에게 한약을 처방해서 주지만 스스로는 잘 먹지를 않는다. 자기가 잘 먹지 않으면서 환자에게 약을 처방한다는 지청구를 들을 만하지만 하여간 나는 그렇다.

외할아버지께서 한약방을 하셨으므로 한약이 친숙하지 않은 것은 아니다. 초등학교 다닐 때 방학에 외가에 가면, 내가 잤던 방은 시렁에 한약 봉지가 매달린 약방(藥房)이었다. 그리고 외할아버지께서 약을 썰던 작두나 약을 갈던 약연(藥碾)도 친근했다. 어머니도 그렇고 나도 그렇고 잘 체했으므로 그럴 때마다 외가에서 가져온 가루약을 먹곤 했다. 그러다 외할아버지께서 돌아가신 이후에는 더 이상 그 약을 먹지 않아도 되었다.

내가 약을 싫어하는 이유를 할머니께서는 '태어날 때 난산이어서 나오자마자 공기통(인큐베이터)에 아흐레나 들어가 있었고, 엉덩이에 주사를 찌른 자국이 많이 남아서 나중에는 주사를 찌를 곳이 없을 정도로 되었었고, 건강이 계속 좋지 않았으므로 약을 먹는 일을 쉬지 않았기 때문'이라고 해석하시곤 했다. 그건 너무 어릴 적이라 내 기억에 남지는 않지만 할머니의 말씀에 수긍이 되었다.

내가 체질침에 쉽게 적응했던 건 약을 싫어하는 나의 이런 성향과도 관련이 있는 것 같다. 나는 체질침을 쓰면서 한약보다는 침으로 승부를 보는 의사로 성장하고 싶었다. 그런데 권도원 선생이 체질침 만을 쓰고 한약을 전혀 쓰지 않은 것은 아니다. 한의사면허를 받은 후에 20년 이상을 한약을 처방했다.

공항(空港)에서 공황(恐慌)에 빠지다

2012년에 11월 17일부터 21일까지 한국의료생협연합회 주관으로 일본의 아마가사끼의료생협과 한신의료생협 등을 견학, 연수하고 돌아왔다. 그 때 겪었던 일이다. 이것을 연수단의 일원인 김삼석 씨가 대표를 맡고 있던 수원시민신문에 투고해서 수원시민신문 제160호 (2012년 12월 13일)에 실렸다. 그리고 2013년에 10월에 나온 『학습 8체질의학 II』에도 넣었다.

11월 17일 김포공항, JL 972편을 타고 오사카를 향해 출발할 우리 연수단은 21명으로 구성되었다. 연수단장은 일행 중에 공황장애를 가진 분이 있다고, 출발일 전에 연수단 중에 유일한 의사인 내게 미리 알렸다. 20여년 전 신혼여행 때 비행기를 탔었고 아주 오랜만에 용기를 내어 공항에 오게 되었다고, 함께 가는 부군(夫君)이 설명해 주었다. 근래에는 KTX에 탔다가 급히 내린 적도 있다는 것이다.

게이트에서 비행기가 움직이려 하자 바로 흥분해서 소리를 지르기 시작했다. 앞좌석에서 뒤를 보며 손만 꼭 잡아주고 있던 나는 급히 자리를 바꿔 옆자리로 갔다. 그리고 침을 꺼내어 연속적으로 처치를 했다. 그 상황에 놀란 일본인 스튜어디스가 달려와서 비행기를 돌려야 하느냐고 외쳤다. 또한 치료 중인 내게는 힐책하는 표정으로 알아듣지도 못하는 말을 뱉었다. '아임 코리안 메디슨 닥터! 이츠 아큐팡춰'라고 소리친 것 같다. 다행히 옆에 있던 모르는 여성분이 일어로 설명을 하는 것 같다. 나중에 '이 사람이 아마도 의사인 거 같고 저분에게 침을 놓고 있는 거라고 했다'는 것을 들었다.

당사자는 금방 진정되었다. 비행기는 돌아가지 않았다. 나는 그 여성분의 손을 꼭 잡고 말했다. '지금 당신의 마음을 안정시키는 일은 스스로 손바닥을 뒤집는 것처럼 쉬운 일이다. 공황장애란 놈은 엉덩이를 뻥 차서 안드로메다로 쫓아버리라'고. 나는 진정된 그분께 고마운 마음에 나름 유머랍시고 했지만 참 어색하기는 했다.

그동안 병원에 다니면서 성실하게 치료를 받았고 비행기를 타기 전에 예방 삼아 약을 먹었는데도, 그런 노력들이 결정적으로 '이륙 퍼포먼스'를 막아내지는 못했던 것이다. 연수를 진행하는 동안에 이 부부를 특히 유심히 관찰했다. 여성분의 체질을 알기 위해서다. 예상대로 목음체질이었다. 귀국하는 날에는 출국하는 게이트 앞 대기의자에서 체질침을 놓았다. 그랬더니 그분은 비행기를 타자마자 잠이 들어 별다른 탈 없이 날아 왔다.

체질침

사실 출국일에 발작할 때 놓았던 것은 체질침은 아니다. 출국하기 전에 나는 '뭐 그런 일이 실제로 일어나겠어' 하는 기분으로 별 대책도 없었다. 그래서 그냥 그 상황에서 내 몸이 시키는 대로 몇 군데 혈자리를 찔렀던 것이다. 그런데 과연 침이 아니었다면 그 상황에서 어떻게 할 수 있었을까. 내가 한의사라서 그런 것이 아니라 다른 방도가 딱히 떠오르지 않는다.

갔으니 또 돌아와야 한다. 내색을 하지 않아서 그렇지 귀국하는 날에 오사카 공항에 가서도 모두 걱정을 했다. 그런데 침을 맞고 너무 편하게 잠이 들어서 일행들이 허무해질 뻔 했다. 그리고 다행히도 오사카에서 김포는 짧은 거리다.

침의 효과는 빨랐고(速), 환자는 금방 편해졌으며(緩), 비행기는 별

탈 없이 떠올랐고(昇), 돌아올 때는 아무 일 없이 목적지에 내렸다(降).
권도원 선생이 창안(創案)한 체질침을 맞고 말이다.

위완(胃脘)

肺部位在頷下背上 胃脘部位在頷下胸上 故背上胸上以上謂之上焦

脾部位在膂 胃部位在膈 故膂膈之間謂之中上焦

肝部位在腰 小腸部位在臍 故腰臍之間謂之中下焦

腎部位在腰脊下 大腸部位在臍腹下 故脊下臍下以下謂之下焦

「장부론(臟腑論)」의 조문 4-1은 사초(四焦)의 기준을 정의한 것이다. 이것은 사장(四臟)과 사부(四腑)의 위치를 규정한 것으로부터 사초(四焦)의 부위가 도출된 것이다.

여기에 전통한의학에서 말하는 의미와는 좀 생소한 곳에 배치된 용어가 있다. 바로 위완(胃脘)이다. 위완이 폐와 함께 상초(上焦)에 위치하고 있는 것이다. 폐비간신(肺脾肝腎)은 배면(背面)의 척추(脊椎)를 따라서, 위완위소장대장(胃脘胃小腸大腸)은 전면의 흉복부(胸腹部)를 따라 배치되어 있다.

동무 공이 새롭게 제시한 위완을 알려면, 먼저 폐비간신을 보아야 한다.

《사상초본권(四象草本卷)》에서 원인(原人) 제5통의 조문 5-10이다.

5-10

脾以納 腎以出 脾腎者出納水穀道之府庫也
肝以充 肺以散 肝肺者散充氣道之門戶也

그리고 비슷한 내용이, 《사상초본권》보다 나중에 성립한 「사단론
(四端論)」에 나온다. 조문 2-12이다.

2-12

肺以呼 肝以吸 肝肺者呼吸氣液之門戶也
脾以納 腎以出 腎脾者出納水穀之府庫也

폐(肺)와 간(肝) 그리고 비(脾)와 신(腎)의 생리기능 작용을 함축하여
표현한 문장이다. 비와 신은 음식물이 들어와서 소화되어 배설되는
과정을 통할하는 마치 창고(府庫) 같은 기관이고, 폐와 간은 호흡을 통
한 가스교환과 땀과 소변을 통제하는 드나드는 문(門戶)과 같은 기관
이다.

여기에서 보면 폐는 호산(呼散)하는 기운이 있다. 밖으로 뿜어서 퍼
뜨리는 기운인 것이다.

전통한의학의 장상론(藏象論)에서 폐의 짝은 대장(大腸)이고, 간의

짝은 담(膽)이다. 그리고 신(腎)의 짝은 방광(膀胱)이다.

그런데 동무 공은 폐당(肺黨)에 위완을, 간당(肝黨)에는 소장(小腸)을, 신당(腎黨)에 대장을 넣었다. 왜 그런 것인가. 그 이유는 폐비간신에 따라 상초(上焦), 중상초(中上焦), 중하초(中下焦), 하초(下焦)로 나눈 사초(四焦)의 상하(上下) 위치개념 때문이라고 생각한다.

대장은 하복부에 있다. 상초가 아니다. 그런 후에 간의 짝으로는 소변대사의 역할을 맡은 소장을 정했고, 신의 짝은 방광이 아니라 대변배출의 통로인 대장이 된 것이다. 그래서 담과 방광은 사상의학 장부론(臟腑論)에서 사라졌다. 대신 방광은 둔부(臀部) 즉 엉덩이를 지칭하는 용어로 변신했다. Pelvis 즉 골반 전체를 상징한다고 볼 수도 있다.

위완은 한자 그대로의 뜻으로는 Stomach 즉 밥통이다. 그런데 호산하는 기운인 폐당에 들어 있으니 혹시 기도(氣道)를 말하는 것이 아닐까 하는 생각을 품었던 연구자들도 있었다. 그리고 태음인의 병증론 편명인 위완수한표한병론(胃脘受寒表寒病論)에서 보듯이, 위완이 한기(寒氣)를 받는다고 하니 말이다.

하지만 「장부론」에서 위완, 위, 소장, 대장은 명백하게 입(口)에서 항문(肛門)까지 이르는 소화관계(消化管系)를 표현하고 있다. 그러니 위완은 분명히 식도(食道 esophagus)이다. 태양인의 병증론에서 「내촉소장병론(內觸小腸病論)」을 보아도 그렇다.

태양인의 병증론은 「외감요척병론(外感腰脊病論)」과 「내촉소장병론」으로 구분되어 있는데, 전자는 해역병(解㑊病), 후자는 열격병(噎膈

病)에 대한 논편이다.

전통한의학에서는 증상의 양태에 따라 열(噎), 격(膈), 반위(反胃)를 구분하였다. 그런데 이 증상들은 시기의 차이만 있지 모두 토(吐)해내는 병이라는 공통점이 있다. 즉 열격반위는 음식을 먹은 후에 다시 토해내는 병이라는 것이다. 특히 동무 공 자신이 이 병을 앓았다. 오래도록 고생했다. 자신의 투병(鬪病) 경험이 「내촉소장병론」에 고스란히 들어있다고도 볼 수 있다.

그래서 너무 태양인의 해역병과 열격병에만 몰두했던 것이 아닌가 하는 아쉬움이 있다. 태양인은 대단히 적어서 만나기도 어려운 데다가 질병까지 특별하니, 이 병을 가진 태양인은 만나기가 더 어려웠을 것이다. 자기 스스로 태양인이란 울타리를 너무 특별하고 좁게 설정한 것이 아니냐는 것이다.

9-2-7

太陽人 意强而操弱

意强則胃脘之氣上達而呼散者太過而越也 操弱則小腸之氣中熱而吸聚者不支而餒也

所以其病爲噎膈反胃也

태양인은 의가 강하고 조가 약하다. 의가 강하면 위완의 기가 상승하여 내뿜는 것이 너무 과해 넘친다. 조가 약하면 소장의 기가 뭉쳐서 들이키는 것이 버티지 못하고 주린다. 그래서 그 병이 열격과 반위가 되는 것이다.

「내촉소장병론」의 조문 9-2-7이다. '위완의 기가 내뿜는 것이(呼散者) 너무 과해 넘친다(太過而越也)'고 하였다.

서양의학적 개념으로 위식도역류질환(gastroesophageal reflux disease GERD)에 식도이완불능증(Esophageal Achalasia)이란 병증이 있다. 이것은 식도연동운동장애로, 식도는 수축과 이완을 반복하는데 수축하는 힘이 강해서 식도가 지속적으로 경련을 일으켜서 식도조임 증상이 있고, 식도가 닫혀 꽉 막혀서 삼킴 곤란 상태가 되는 것이다.

서양의학이든 한의학이든 사상의학이든 관찰하고 치료한 대상은 동일하다. 어떤 이름을 붙였는지, 해당질병의 발생에 대한 개념을 어떻게 설정했는지가 다를 뿐이다.

식도질환은 체질침에서 좀 어려운 영역이다. 그것은 우선 개념설정이 아직 분명하지 않기 때문이다. 위산역류와 가슴쓰림(흉부작열감)이 대표적인 증상인 위식도역류질환은 역류성식도염, 식도궤양, 바렛식도, 식도화생 등의 개별질환보다는, 증후군의 개념으로 접근해야 하지 않을까 하는 개인적인 생각을 가지고 있다.

소증(素證)

7-1-44

其後又 有一少陽人 十七歲女兒 素證 間有悖氣 食滯腹痛矣

그 후에 또 소양인 한 사람이 있었는데 17세 여아(女兒)다. 소증(素證)으로 간혹 딸꾹질을 하고 식체와 복통이 있었다.

열일곱 살인데 동무 공이 여아라고 한 것은 아직 결혼을 하지 않아서 그런 것 같다.

소증으로 식체복통이 있는데, 간혹 딸꾹질도 한다는 것이다. 그러니 딸꾹질보다는 식체복통의 빈도가 좀 더 잦은 거라고 볼 수 있겠다.

나는 앞에서 패기(悖氣)를 말하면서, 이 여아의 딸꾹질이 앨러지(Allergy) 반응이라고 판단했다. 이때 앨러지 반응이란 위험한 물질에 대한 방어 작용이다. 즉 자신에게 맞지 않은 어떤 물질, 특히 음식에 대한 반응이라는 것이다. 그렇다면 함께 열거된 식체복통과 자연스럽게 연결이 된다. 이 아이가 평소에 자신에게 맞지 않은 음식을 즐기고 있고, 그런 문제로 자주 체하여 배가 아파지고, 간혹 딸꾹질도 나오는 상태라는 것이다.

물론 동무 공이 소증(素證)이라는 용어를 사용하면서 나의 이런 해석를 염두에 두었던 것은 아닐 것이다. 내가 위에서 딸꾹질과 앨러지 반응을 연결한 것은 바로 권도원 선생의 인식에 따른 것이다.

권도원 선생은 1995년 9월에『빛과 소금』126호에 기고한 글에서, "알레르기는 체질적 방호신호"라고 했다. "알레르기는 무엇이 해롭고 무엇이 이로운 것을 분별 못하는 인간에게 피해야 할 것과 개선해야 할 것을 알게 하고 촉구하는 체질적인 방호신호"라는 것이다.

그러니 이 때 앨러지 반응은 병(病)이 아닌 것이다.

소증이라는 용어는 동무 공의 저술에서 오로지『동의수세보원』의 병증론(病證論)에만 나온다. 그러니 동무 공의 말년 가까이에 생긴 개념이다. 유사한 표현으로 소증, 소병(素病), 소유(素有)가 있다. 사상의학계에서는 소증과 소병을 아직 명확하게 규정하지는 않은 것 같다. 1997년 4월에 나온 사상의학 공통교재인『사상의학』에도 '평소의 증상'이라고만 하고 소증이 특별히 언급되지는 않았으니 말이다.

2000년대 전반기에 보고된 소증과 관련한 논문을 몇 편 읽어보았는데, 여러 가지 근거를 찾으려고 노력했고 그것을 통해서 소증을 규명하려고 애는 썼지만, 정작 결론은 '평소에' 세 글자였다. 아마도『사상의학』의 필진도 그런 고민 끝에 단지 그렇게 언급했는지도 모르겠다. 논문에서는 소증을 '병증(病證)이 발현되기 전에 개체에 이미 내재하고 있는 일종의 소질(素質)'이라고 정의하고 '평소에 ○○ 증상이 있었다'로 했던 것이다.

그런데 '평소에' 어쩌란 말인가. 아무도 '왜?'를 떠올리지는 않았다.

동무 공은 언제나 용어를 엄밀하게 사용했다. 사상의학은 새로운 틀이다. 옛것에서 말을 빌려온다고 해도 그 구조 안에 꼭 필요한 것을, 자신이 부여한 새로운 의미로 골라 넣으려고 애썼다.

가령, 사상인의 명칭을 보자. 『영추(靈樞)』「통천(通天)」편의 오태인론(五態人論)은 태소음양인(太少陰陽人)에 음양화평지인(陰陽和平之人)이 끼어들어서 다섯 가지 분류였다. 그 중에서 넷을 가져오고 「사단론」의 첫 머리에서 사상인(四象人)을 폐비간신(肺脾肝腎)의 대소(大小)로 규정하면서 자신의 용어로 만들었다.

소증과 소병, 소유를 썼다면 각각 그 용처의 의미가 달랐을 거란 말이다.

6-1-32

嘗治 少陰人 十一歲兒 汗多亡陽病 此兒 勞心焦思 素證 有時以泄瀉爲
憂而 每飯時汗流滿面矣

일찍이 소음인 열한 살짜리 아이의 한다망양병을 치료한 적이 있다. 이 아이는 노심초사하였다. 소증이, 때때로 설사하는 것으로써 근심을 삼으니 매 식사 때마다 땀이 얼굴 가득 흐르더라.

소음인 「신수열표열병론(腎受熱表熱病論)」의 조문 6-1-32이다. 소증이 '때때로 설사하는 것이 근심이 되는' 열한 살 아이다. 앞에 노심초사(勞心焦思)가 나왔다. 노심초사하는 아이라면 설사할 것이 걱정이 되어 노심초사하기도 할 것이다. 식사할 때마다 얼굴에 땀이 가득 흐를 정도로 근심이 되니 말이다. 그러니 전에 먹었던 무언가로 인해서 자주 배탈이 나서 설사를 했으니 그것이 이 아이에게 근심이 되었던 것이다.

나는 그것이 무엇이냐를 알고 싶은 것이다.

8-1-10

嘗治太陰人胃脘寒證瘟病 有一太陰人 素有怔忡無汗氣短結咳矣 忽焉又添出一證泄瀉 數十日不止 卽表病之重者也 用太陰調胃湯加樗根皮一錢 日再服十日泄瀉方止 連用三十日 每日流汗滿面素證亦減
而忽其家五六人一時瘟疫 此人緣於救病數日不服藥矣 此人又染瘟病 ~ 疫氣旣減素病亦完

일찍이 태음인의 위완한증에 온병을 치료한 적이 있다. 태음인 한 사람이 평소 심장이 두근거리고 땀이 없으며 숨이 가쁘고 목에 이물감이 있었다. ~ 매일 얼굴에 땀이 가득 흘러내리면서 평소 증상들도 감소했다.

그러다 갑자기 그 집의 5,6명이 한꺼번에 온역에 걸렸다. 이 사람이 병간호를 하느라고 수일동안 약을 먹지 못했다. 그래서 이 사람이 다시 온병에 감염되었다. ~ 온역기가 이미 줄고 소병도 역시 끝났다.

태음인 「위완수한표한병론(胃脘受寒表寒病論)」의 조문 8-1-10이다. 여기에는 소유(素有), 소증(素證), 소병(素病)이 모두 나온다. 소증과 소병 그리고 소유 각각의 용처가 달랐을 거라고 예상했는데 이 조문을 보니 그렇지 않은 것 같다. 헷갈린다.

이어서 결해(結咳)를 설명하면서 중요한 언급을 한다. 같은 조문이다.

大凡瘟疫 先察其人素病如何 則表裡虛實可知已 素病寒者 得瘟病則亦寒證也 素病熱者 得瘟病則亦熱證也 素病輕者 得瘟病則重證也 素病重者 得瘟病則險證也

대개 온역은 먼저 그 사람의 소병이 어떠했는지 살펴보면 병증의 표리허실을 알 수 있다. 소병이 한자(寒者)면 온병이 생기면 역시 한증으로 간다. 소병이 열자(熱者)면 온병이 생기면 역시 열증으로 간다. 소병이 가벼우면 온병이 생기면 중증으로 간다. 소병이 무거우면 온병이 생기면 험증으로 간다.

코로나19에 감염된 사람이 기저질환의 경중(輕重)에 따라 상태가 위급해지는 것을 떠올리면 이해가 쉽겠다.

8-1-11

有一太陰人 素病咽嗌乾燥 而面色靑白 表寒或泄 盖咽嗌乾燥者 肝熱也 面色靑白表寒或泄者 胃脘寒也 此病表裏俱病 素病之太重者也

한 태음인이 소병으로 목구멍이 건조하고 안색이 창백하고 체표에 한기가 들면서 설사를 하기도 했다. 목구멍이 건조한 것은 간열로 인한 것이다. 안색이 창백하고 체표에 한기가 들며 설사하는 것은 위완한으로 인한 것이다. 그러므로 이 병은 표리가 모두 병난 것(表 裏俱病)이며 소병이 매우 중한 것이다.

위에서 이어지는 조문 8-1-11이다. 소병의 증상이 열증(肝熱)도 있고 한증(胃脘寒)도 겸해 있으니 표리구병으로 소병 자체가 매우 중한 상 태라는 것이다.

나는 글의 첫머리에서 소증과 앨러지의 연관에 대해서 말했고, 소 증과 소병을 갖게 되는 이유와 그 무엇. 즉 '왜? 가 궁금했었다. 아울 러 소유와 소증, 소병이 사용될 때 의미가 구분될 거라고 예측했었다. 하지만 나 역시 앞선 연구자들처럼 별 소득도 없이 그냥 이 자리에 이 르렀다.

내가 읽었던 논문에서는, 소증이나 소병은 '본디 어떤 증상을 가지 고 있었는데 다른 증상이 발생한 경우' 에, '본디 가지고 있던 증상' 을 '현재 발생한 증상' 과 구분지어 설명하기 위해 사용된다고 하였다. 소증과 소병에 과도한 의미를 부여함은 위험하다는 의견을 피력한 경 우도 있었다.

하지만 나는 여기에서 멈추지 않겠다. 계속 궁리하겠다.

8체질의 출발은 애초(「1차 논문」)에 사상인을 각각 장질(臟質)과 부질(腑質)로 나눈 것이다. 장질은 장계(臟系)로 질병의 특성이 나타나고, 부질은 부계(腑系)로 나타난다고 했다. 나중에 「2차 논문」에서 장질은 양체질(陽體質)이 되고 부질은 음체질(陰體質)이 된다. 물론 이것은 8체질의학 이론의 초기 개념이다. 그런데 양체질과 음체질의 이런 경향성과 동무 공이 제시한 소증이나 소병 개념에서 어떤 연관성을 찾을 수 있지 않을까 하는 것이 나의 생각이었다.

어떤 사람에게 지금 있는 질병은, 그의 삶이 지나온 총체적인 결과일 것이다. 과거로 지나간 모든 병력(病歷)들이 지금의 상태에 영향을 준다는 것이 나의 생각이다. 그래서 동무 공도 소증이나 소병을 말했을 것이다.

체질침에서 질병의 단계가 깊어지면 고단방(高段方)을 써야 한다. 이때 set처방 개념이 나온다. 고단방을 구성하려면 먼저 set처방을 결정해야 한다. set처방은 1단과 2단 그리고 3단이 순서대로 합쳐져서 구성된다. 현재 질병상태를 살펴서 주 목표가 되는 것에 set처방의 목표를 맞추어야 한다. 울산 현대자동차 공장에서 생산한 자동차를 남미의 어느 항구로 날라야 한다.

그렇다면 먼저 자동차를 실을 배를 정해야 한다. 유조선, 크루즈선, 벌크선, LNG운반선 같은 배에 자동차를 실을 수는 없다. 배를 결정하고 나면 어떤 항로를 통해서 가장 효율적으로 그곳에 갈 것인지를 정해야 한다. 운송목적에 어울리는 배가 바로 set처방이다. 그리고 목적지에 이르는 방법이 4단과 5단에 오는 처방이다. 목적지는 5단을 통해

지정된다.

　나는 set처방을 선택할 때도, 소중이나 소병 개념이 도움이 될 거라고 생각했던 것이다. 하지만 아직은 생각을 많이 진전시키지 못했다. 이전에 깨달은 것처럼 고단방에 대한 궁리를 더 열심히 하다가 보면, 소중과 소병의 비밀을 풀 수 있는 길을 찾게 될지도 모를 일이다.

노심초사(勞心焦思)

　자연계에 있는 동식물의 라이프 사이클은 생존(生存)과 번식(繁殖), 이 두 가지가 전부이다. 먹이를 섭취해서 살아남아야 하고, 후세(後世)를 생산해야 한다. 오로지 인간만이 이 두 가지에 더해서 욕심(慾心)이 있다. 더 먹기 위해서, 쾌락을 위해서, 많이 갖기 위해서, 높은 자리에 가기 위해서, 빛나 보이기 위해서, 남을 굴복시키기 위해서.

　인류 역사 속의 수많은 현인(賢人)들이 욕심을 자제해야 한다고 충고했다. 이건 바로 인간으로서 욕심을 절제하고 살기가 무척 어렵다는 말과 같고, 충고에 앞서 그 출발은 아마도 애초에 현인 자신의 반성문이었을 것이다. 이런 의미에서 나는 『동의수세보원』이 동무 이제마 공의 필생(畢生)을 통한 거대한 반성문(反省文)이라고 생각한다. 욕심을 줄여야 한다는 것을 깨달은 사람들은 그 깨달음이 이미 늦었다는 것 또한 함께 알게 된다. 삶의 아이러니이기는 하다.

　2018년에 사상인(四象人) 병증론(病證論)을 공부하다가 노심초사(勞心焦思)를 발견했다. 동무 공께 크게 한 대 쾅 맞은 기분이었다. 그간 공부를 헛했구나. 이걸 이제야 알게 되다니.

　노심초사라는 사자성어(四字成語)를 구성한 한자의 기본적인 의미대로 읽어 보면 '마음으로 힘쓰고 생각을 태우는 것'이다. 국립국어원 표준국어대사전에서 뜻을 찾아보면, '몹시 마음을 쓰며 애를 태움'이라고 나온다. 애는 '초조(焦燥)한 마음속'이라고 풀었다. 그러니 노심초사는, 생각(思)에 사로잡혀 속으로 몹시 마음(心)을 써서(勞) 마치 심장(心)이 마르고 타들어가게(焦) 하는 것이다.

노심초사의 출전은 노심과 초사가 각각 다르다.

노심(勞心)은 『맹자(孟子)』「등문공상(藤文公上)」에 나온다. 마음을 쓰는 사람은 힘을 쓰는 사람을 다스리고, 힘을 쓰는 사람은 마음을 쓰는 사람을 먹여 살리는 것으로, 사회가 그렇게 분업(分業)하는 것이 세상의 보편적인 원리라고 하였다. 이때의 노심은 '고민을 많이 한다'라기보다는 육체노동에 상대되는 정신노동으로 보는 것이 합당하다.

초사(焦思)는 『사기(史記)』「월왕구천세가(越王句踐世家)」에 나온다. 초사(蕉思)는 고신(苦身)과 묶여 있는데, 와신상담(臥薪嘗膽)이란 고사성어에서 상담(嘗膽)이 유래한 문장에 함께 들어 있는 구절이다. 월왕 구천이 자신의 몸을 일부러 불편하게 하고, 쓸개를 맛보면서 복수할 의지를 불태우는 태도로, 생각을 치열하게 한다는 뜻이었다.

그러니 노심과 초사가 각각 시작될 때는 그리 부정적인 의미를 갖지는 않았다.

『동의수세보원』의 병증론(病證論)에 노심초사는 네 번 등장한다. 소음인편에 한 번, 소양인편에 한 번, 태음인편에 두 번 나온다.

6-1-32

嘗治少陰人十一歲兒 汗多亡陽病 此兒勞心焦思 素證有時以泄瀉爲憂
而每飯時汗流滿面矣

일찍이 소음인 11세 아이의 땀이 많이 나는 망양병을 치료한 적이
있다. 이 아이는 늘 노심초사했고, 평소의 증상이 때때로 설사하
는 것이 걱정이었고, 매번 밥을 먹을 때마다 땀이 흘러 얼굴을 뒤
덮었다.

소음인의 「신수열표열병론(腎受熱表熱病論)」 조문 6-1-32이다. 이 아
이는 평소 노심초사하는 경향이 있었다. 노심초사는 이 아이의 성격
적인 특성이라는 것이다. 소음인이므로 이 아이의 노심초사는 불안정
지심(不安定之心)과 연관되어 선택과 결정의 과정에서 주로 표출되었
을 것이다.

7-2-18

平心靜思 則陽氣上升輕淸 而充足於頭面四肢也 此元氣也 淸陽也 勞
心焦思 則陽氣下陷重濁 而鬱熱於頭面四肢也 此火氣也 耗陽也

마음이 평안하고 생각이 안정되면 양기가 경청하여 상승해서 머리
와 얼굴 그리고 손발에 충만해진다. 이것은 원기이고 맑은 양기다.
그런데 마음이 고단하고 생각이 초조하면 양기가 중탁하여 하함해
서 머리와 손발에 열이 쌓인다. 이것은 화기이고 양기가 소모되는
것이다.

소양인의 「위수열리열병론(胃受熱裡熱病論)」 조문 7-2-18이다. 노심초사는 원기인 맑은 양기의 상승을 방해해서 양기가 중탁해지고 화기(火氣)가 만들어진다. 노심초사는 평심정사(平心靜思)와 대구를 이루고 있다. 두면사지(頭面四肢)에 열(熱)이 울(鬱)하는 원인이다.

8-1-5

太陰人病 寒厥六七日 而不發熱不汗出則死也 寒厥二三日 而發熱汗出則輕證也 寒厥四五日 而發熱得微汗於額上者 此之謂長感病 其病爲重證也 此證原委勞心焦思之餘胃脘衰弱 而表局虛薄不勝寒 而外被寒邪所圍

태음인의 한궐이 6, 7일 지속되면서 발열이 생기지 않고 땀도 나지 않으면 죽는다. 한궐이 2, 3일 지속되다 발열과 땀이 나면 경증이다. 한궐이 4, 5일 지속되다 발열하면서 이마 위에 약간 땀이 나면 이것을 장감병이라 부른다. 중증이다. 이 병증은 원래 노심초사 끝에 위완이 약해지면서 표국이 엷어져 한사를 이기지 못하고 포위된 것이다.

태음인 「위완수한표한병론(胃脘受寒表寒病論)」 조문 8-1-5이다. 이때 한궐(寒厥)은 궐냉(厥冷)이 아니고, 오한(惡寒)만 있고 발열(發熱)은 없는 상태를 의미한다. 노심초사가 위완수한(胃脘受寒)의 원인이다. 그래서 장감병(長感病)이 발생한 것이다.

8-2-32

凡太陰人 勞心焦思屢謀不成者 或有久泄久痢 或淋病小便不利 食後
痞滿 腿脚無力病 皆浮腫之漸 已爲重險病 而此時已浮腫論 而蕩滌慾
火恭敬其心 用藥治之可也

무릇 태음인이 노심초사하고 계속해서 일이 뜻대로 되지 않으면
만성 설사나 이질이 생기기도 하고 임질이나, 소변불리, 또는 식
후비만, 퇴각무력병이 생기기도 한다. 이 모든 것이 다 부종으로
진행하는 이미 중험한 상태의 병들이다. 이때부터 부종의 범주로
다루어야 한다. 욕화를 씻어내고 마음을 공경히 하며 용약하고 치
료해야 한다.

태음인 「간수열리열병론(肝受熱裏熱病論)」 조문 8-2-32이다. 태음인
이 노심초사하면서 도모하는 일이 계속 성사되지 않으면, 만성설사,
이질, 임질, 소변불리, 식후비만, 퇴각무력병이 생긴다. 노심초사하면
서 도모하는 일이 계속 성사되지 않으면 욕화(慾火)가 생기는 것이다.
이것이 중험한 병증인 부종으로 진행하는 제반 증상들을 유발한다.

소음인 표열병론에서 노심초사는 한다망양병을 가진 11세 아이의
평소 성격적인 특징을 설명하는 것이었고, 소양인 이열병론에서는 노
심초사가 울열(火氣)을 만들어 모양(耗陽)이 된다고 하였다. 태음인의
표한병증과 이열병증에서 모두 노심초사가 구체적인 병증과 질병을
유발하는 원인으로 지목되었다.

부모가 자식을 위해서 노심초사한다. 애국하는 인사가 조국(祖國)의 안위를 위해서 노심초사한다. 이런 용례도 있긴 하지만, 자신에게 잘못된 결과가 초래될 것을 알고 있으면서 일부러 노심초사하는 사람은 없다. 스스로 알아차리지 못한 채 노심초사하고 있는 것이다.

노심초사에 어울리는 특정한 체질이 있다고 단정하는 것은 위험하다. 하지만 나는 노심초사해 본 사람만이 노심초사의 진정한 의미를 알 수 있다고 생각한다. 노심초사는 평소 걱정이 많고 심장이 잘 흥분되는 성향으로 자주 조급해지는 사람에게 어울리는 말이다. 마음이 차분하고 촉촉한 사람은 쉽게 조급해지지 않는다. 그러니 그런 사람에게는 노심초사라는 표현이 적합하지 않다고 판단한다.

노심초사는 감수성이 풍부한 목음체질에게서 잘 일어날 수 있다. 감수성이 풍부하므로 사소한 걱정거리가 생겨도 그냥 넘기지를 못한다. 그리고 걱정의 크기를 실제보다 더 부풀리기도 한다. 그래서 자꾸 더 마음이 쓰인다.(勞心) 그리고 노심이 반복되고 지속되면 결국엔 마음을 졸이게 된다. 애를 태우는 것이다.(焦思)

1992년에 처음 개원을 준비하던 때다. 서른 살이었다. 사회 경험도 많지 않았다. 개원을 위해 준비한 자금이 넉넉하지 않아서 인수가가 낮게 나온 한의원을 골라서 보고 있었다. 무식한 사람이 용감하다고 개원하여 실패할 위험성에 대해서는 별 생각이 없었다. 오히려 연세 많은 노련한 원장님과 인수협상을 하는 과정에서 신경을 많이 썼다. 개원 전부터 두 달 정도 밥맛을 잃었다. 그랬더니 어느날 아침에 머리카락이 듬뿍 빠져버린 것을 보았다. 족히 100가닥도 넘었다. 그런 날이 지속되었다. 당시 내 탈모는 노심초사에 이은 욕화(慾火)의 발생과 영양섭취 불량이 결합된 결과일 것이다.

『임상 8체질의학 III』를 만들 때다. 책을 어떤 형식으로 만들어야 할지 걱정과 고민을 계속 하다가, 2017년과 2018년 연말연초에 하루 휴가를 더 내고, 3일간 먹고 자는 시간을 빼고 온전히 원고작업에 집중했다. 출판사에 원고를 넘긴 후에 바로 독감(毒感)에 걸렸다. 침을 계속 맞았는데도 체질침이 내 몸에 먹히지를 않았다. 원고 작업하면서 병과 싸울 힘까지 다 소모해버렸던 것이다. 꼬박 앓을 수밖에 없었다. 노심초사하면 몸을 지탱하는 면역체계가 흔들려서 체질적으로 취약한 곳으로 먼저 틈이 생긴다. 그렇게 되면 그 상황을 노리고 외부에서 사기(邪氣)가 침범한다. 위에 태음인 표한병론에서 나온 것과 같이 목음체질에서 취약한 부분인 위완(胃脘)이 수한(受寒)한 것이다.

노심초사는 질병이 결국 마음가짐에서 비롯된다는 것을 가르쳐 준다. 『동의수세보원』의 처음부터 끝까지 관통하는 핵심적인 가치인 것이다.

종합편성채널인 MBN의 「나는 자연인이다」가 50대 이상 남성들에게 인기가 많다고 하며, 도시생활에 지친 50대 남성들의 판타지를 충족시켜주고 있다고 한다. 50대 남성들에게는 속세의 모든 압박과 구속에서 벗어나 자연에 들어가서 혼자 살고픈 로망이 있는 것 같은데,

이 프로그램이 그 욕구를 대체하고 있는 것으로 보인다는 것이다.

꼭 이런 프로그램이 아니더라도 간혹 산에 들어가서 암(癌)을 고쳤다는 내용이 전파를 타기도 한다. 그런데 그런 사실을 전하는 당사자의 해석과 믿음은 제각각이다. 스트레스가 없어지니 그런 것이다. 육식을 끊고 산나물과 약초를 캐먹고 고쳤다. 산야초(山野草)를 발효한 엑기스를 먹고 병이 나았다. 그래서 산야초를 소개하는 책을 준비 중이다. 서점에 가면 그런 종류의 책이 꽤나 많다. 모두 암과 난치병을 고쳤노라고 증언한다. 그리고 꼭 특정한 무엇인가를 먹었다고 밝힌다. 곡물이든 약초든 풀이든 발효물질이든 아주 생소한 이상한 무엇이든지 말이다.

간혹 다른 방식으로 푸는 사람을 만나기도 한다. 명상을 한다. 단전호흡을 한다. 맨발로 산을 오른다. 방송에 나오고 서점에 책이 깔리니 따라하는 사람이 있기 마련이다. 하지만 동일한 결과를 얻는 경우는 많지 않다. 괜히 사기를 당해서 돈과 몸을 날리는 경우도 많다. 그런 방법으로 암과 난치병을 모두 고친다면 대한민국의 종합병원 암센터는 벌써 모두 동반 폐업을 했을 것이다.

이미 알고 있으면서도 정말 그것인지는 모를 수도 있고, 엉뚱한 것을 잘못 믿고 계속 살아가고 있는 경우도 있을 것이다. 자연을 찾아 산으로 들어가는 순간 '자기가 스스로 마음을 바꾸었다'는 사실 말이다. 자신이 그 이전까지 맺었던 모든 관계로부터 벗어났고, 그를 지탱했던 여러 욕심으로부터도 자유로워졌으며, 식생활법도 변화했다.

오래 나이를 먹은 사람이 그때까지 자신이 품고 있던 생각과 사회와 관계에 대한 믿음과 가치관을 변화시키는 것은 아주 어려운 일이다. 그런데 그런 어려운 일을 그는 결행했던 것이다. 그것이 핵심이다. 다른 요소는 부가적이다.

조금 다른 방향으로 나가서 보면 환자의 마음을 움직일 수 있어야 좋은 의사라고 할 수 있다. 그리고 이것은 교사, 의료인, 종교인, 심리학자 등 모든 분야의 상담자가 갖추어야 할 덕목이기도 하다.

이리저리 구석구석 참견하길 좋아하는 오지랖 넓은 분이나, 반대로 집콕하기를 좋아하는데 외로움을 몹시 타는 분에게는 권하지 않겠다. 자연인이 되는 일 말이다.

예전에는 '자신의 삶을 되돌아볼 줄 아는 경향'도 어떤 특정한 체질에게 특화된 성질일 거라고 생각했다. 그러니까 '반성' 말이다. 그런데 생각이 좀 바뀌었다. 자신의 삶을 되돌아볼 줄 아는 것은 체질적 특성은 아니고, '인격적인 성숙의 척도'라는 생각이 든다. 쉽게 표현하면, 반성이 없이 반복해서 음주운전을 해대는 특정한 체질은 없다는 말이다. 인품(사람 됨됨이)과 체질은 별개의 카테고리이다.

자신의 병을 인정하고, 그 병이 생긴 원인을 깨닫는 자만이 진정으로 그 병을 이겨낼 수 있다.

평소 노심초사하는 성향의 사람이, 경험 축적의 결과로든 수련과 수행의 깨달음을 통해서든 노심초사가 몸에 악영향을 준다는 것을 인지하고, 노심초사가 지속되는 정도나 심도(深度)를 조절할 수 있을 것이다. 노심초사하게 되려는 순간 스스로 그것을 타파하고 벗어날 수 있는 판단과 결단력을 갖출 수 있다면, 그가 진실로 강건(剛健)하다고 평가할 수 있을 것이다.

사담열제(瀉膽熱劑)

나는 목음체질(Cho.)이다. 목음체질의 내장구조(內臟構造)는 담(膽), 소장(小腸), 위(胃), 방광(膀胱), 대장(大腸)의 순서이다. 담낭 즉 쓸개가 가장 강한 장기이고, 대장은 가장 약하다. 병근(病根)은 가장 약한 대장이 더 약해지려고(過弱化) 하는 상태이다.

요즘은 그러지 않은데 3~4년 전만 해도 아침에 출근길에 입이 항상 쓰고, 눈이 누렇고 벌겋게 충혈되면서 안구 전체가 항상 뻑뻑했다. 그래서 전철 안에서 눈 마사지를 하는 것이 일과였다. 지난날을 돌이켜보면 컨디션이 나쁠 때 늘 이런 증상이 있었던 것 같다. 나의 체질적인 구조로부터 추론해보면 이건 담열(膽熱)의 증상일 것이다. 그리고 그 반대편에 하강(下降)하는 대장의 과허약(過虛弱)이 있었을 것이다.

1964년 7월 20일에 대한한의학회는 고혈압을 주제로 강연회를 개최한다. 그리고 권도원 선생이 1964년 9월 30일에 『의림(醫林)』 제45호에 [체질과 침]을 기고한다. 여기에 '다섯 가지로 다른 병리구조에 따라 발생하는 고혈압의 기전'을 넣은 것은, 아마도 7월에 열렸던 강연회를 의식했던 것 같다. 이 강연회에서 홍순용(洪淳用) 선생이 '사상의학에서 본 고혈압'을 발표하기도 했으니 말이다.

[체질과 침]에서 말한 다섯 가지 병리 기전 중에서, "膽熱이 小腸熱을 만들고 그것이 다시 心熱이 되어 동맥경화가 되는 체질도 있다. 그러나 담열을 선행하는 1차 원인은 大腸無力이다. 그러므로 이 경우에는 이 대장무력을 강화시키는 藥理를 적용시키지 않고는 고혈압이 해결될 수 없다."고 밝힌 내용이 있다. 이것은 바로 목음체질에 해당하는 경우이다.

이 대목에서 고혈압과 담열이 언급되었다는 것에 주목해야 한다. 이 글에서는 '약리를 적용'할 수 있는 약 처방을 소개하지는 않았다. 나는 이것이 태음인 청심연자탕을 염두에 둔 언급이었다고 생각한다.

대학 졸업반이던 1971년에, 권도원 선생으로부터 임상특강을 들었던 최병일 원장이 남겨 놓은 노트 속에서 청심연자탕이 목상인(木象人) 제2병태(JII)에 해당한다고 기록되어 있다. '목상인 제2병태'는 대장이 힘이 없고 설사 경향이며, 표한(表寒)으로 얼굴이 청백(淸白)하고 한궐(寒厥)이라고 하였다. 배꼽 주위가 자주 아프고, 질병의 반응이 오른쪽으로 나타나며, 불면(不眠)과 정충(怔忡)이 있다고 필기되어 있다. 치료로는 태양상한(太陽傷寒)에는 마황발표탕(麻黃發表湯)이고, 장감병(長感病)은 장티푸스인데 태음조위탕(太陰調胃湯), 조위승청탕(調胃升淸湯), 청심연자탕 세 처방이 나열되어 있다.

이상에 나오는 설명은 태음인 위완수한표한병론(胃脘受寒表寒病論)에 주로 나오는 내용이다. 즉 태음인 표한증(表寒證)이다. 권도원 선생은 청심연자탕을 이곳에 넣었던 것이다.

염태환(廉泰煥) 선생이 엮어서 1975년에 펴낸 『동의처방대전(東醫處方大典)』에서 사상방편(四象方篇)을 보면 (27) 청심연자탕(淸心蓮子湯)이 나온다. 주치(主治)가 태음인의 사담열제(瀉膽熱劑)라고 되어 있고, 태음인의 목상인 제2병태(病態)에 해당한다는 것이다. '목상인 제2병태'는 최병일 원장의 노트에서도 나왔고 바로 목음체질이다. 그래서 담열을 해소하는 목표를 갖게 된 것이다. '목상인 제2병태'라는 용어를 통해서 보면 이건 염태환 선생이, 경희대학교 대학원에서 지도를 받았던 권도원 선생의 가르침을 옮겨 놓은 것이라고 추론해 볼 수 있다.

그러니까 1960년대 초중반부터 1970년대 초중반까지는, 권도원 선생이 사상방 청심연자탕을 목음체질에게 응용할 수 있는 처방으로 선택하였다는 것이다.

2001년 3월 4일에 권도원 선생은, 제선한의원에서 신기회(新紀會)의 회원들을 대상으로 강의를 하면서, 무난하게 쓸 수 있는 처방을 소개했다. '이 약들이 치료제는 아니라고' 전제를 한 후에, 목양체질에 청심연자탕, 목음체질에 조위승청탕, 토양체질에 독활지황탕(獨活地黃湯), 수양체질에 십전대보탕(十全大補湯), 수음체질에 십이미관중탕(十二味寬中湯)을 소개하였다. 해당되는 체질에 가장 흠이 안 되는 처방이라고 했다.

이때는 청심연자탕이 목양체질에게 쓰기에 무난하다고 했다. 치료제는 아니라고 전제하였으므로 이해할 수 있는 언급이라고 생각한다. 아마도 얼굴과 피부가 희고, 체형이 전체적으로 둥글둥글하면서 몸집이 퉁퉁하고 살찐 느낌으로 피부가 좀 물렁물렁한 기분이 드는 목양체질을 떠올렸을 것이다. 그리고 평소에 대변은 무를 것이다.

사상방 태음인 처방에 들어가는 기본 약재를 보면, 표한증에는 마황(麻黃), 의이인(薏苡仁), 건율(乾栗) 등이고, 이열증(裡熱證)에는 갈근(葛根), 승마(升麻), 대황(大黃) 등이다. 마황은 한사(寒邪)를 발산(發散)시키고, 의이인과 건율은 거습(祛濕)한다. 그러니 한습(寒濕)을 친다. 이열증에 해당하는 약재는 간열(肝熱)을 해소하고 변조(便燥)를 푼다. 조열(燥熱)을 없애는 것이다.

그런데 이런 구분으로만 보면 청심연자탕은 애매한 처방이다. 주약(主藥)인 연자육(蓮子肉)이 보비지사(補脾止瀉)하고 대변이 조결(燥結)하면 금(禁)한다고 하였으니, 태음인의 이열증에는 쓸 수 없는 처방인 셈이다.

8-5-4

清心蓮子湯

蓮子肉 山藥 各 二錢, 天門冬 麥門冬 遠志 石菖蒲 酸棗仁 龍眼肉 栢子仁 黃芩 蘿葍子 各 一錢, 甘菊花 三分

청심연자탕은 『동의수세보원』 태음인 신정태음인병응용요약(新定太陰人病應用要藥) 24방 중에 하나이다.

청심연자탕은 신축본(辛丑本)『동의수세보원』에서 태음인 병증론(病證論)에서 언급이 전혀 없다가 신정약방(新定藥方)에 처방 명칭과 처방 구성만 나온다. 이 처방을 어떻게 쓰라는 설명이 전혀 없는 것이다.

그러다가 2000년에 《함산사촌 동의수세보원 갑오구본》을 통해서 구본(舊本)의 내용이 알려지면서, 이 처방이 《사상초본권》의 청심산약탕(淸心山藥湯)과 연관되어 있다는 것이 밝혀졌다. 그 이전까지는 조위승청탕과 관련설, 구미천문동탕(九味天門冬湯)과의 연관설 등 의논(議論)이 많았다. 그런데 조위승청탕과 구미천문동탕에는 연자육이 들어가지 않는다. 이것이 이 주장들이 지닌 한계였다.

舊8-2-6

太陰人一證 無腹痛下利而有舌卷不語 中風病危急證也 不可瞬息遲滯而急治

當用牛黃救急 因用淸心山藥湯 淸心蓮子湯

태음인의 일증에 복통과 설사는 없으면서, 혀가 말려서 말을 하지 못하는 것은 중풍병의 위급한 증상이다. 잠시라도 지체하지 말고 급히 치료해야 한다.

구본에 청심산약탕과 청심연자탕이 중풍병과 연관하여 등장했던 것이다. 그리고 이어지는 몽설병(夢泄病)에도 두 처방을 함께 언급했다.

14-25

清心山藥湯

治虛勞 夢泄 腹痛 泄瀉 舌卷不語 中風

山藥 三錢, 遠志 二錢, 天門冬 麥門冬 蓮子 栢子仁 酸棗仁 龍眼肉 桔梗

黃芩 石菖蒲 各 一錢, 甘菊 五分

청심산약탕은 구본에 앞서 《사상초본권》의 권지삼(卷之三)인 약방 (藥方)에서 제3통 태음인 약방에 나온다. 구본과 처방내용이 동일하다. 《사상초본권》의 용례가 구본에 이어지고 있는 것이다.

그리고 구본에 청심연자탕이 등장했다.

舊8-5-9

清心蓮子湯

蓮子肉 三錢, 麥門冬 二錢, 天門冬 山藥 遠志 栢子仁 酸棗仁 龍眼肉 桔

梗 黃芩 石菖蒲 各 一錢, 甘菊 五分

《사상초본권》과 구본, 그리고 『동의수세보원』에 나온 청심산약탕 과 청심연자탕의 처방 구성을 비교한 표이다.

清心山藥湯과 清心蓮子湯

出典	《四象草本卷》	甲午 舊本		『東醫壽世保元』
條文	14-25	舊8-5-8	舊8-5-9	8-5-4
處方名	清心山藥湯	清心山藥湯	清心蓮子湯	清心蓮子湯
처방 구성	연자 1錢	연자 1錢	연자육 3錢	연자육 2錢
	산약 3錢	산약 3錢	산약 1錢	산약 2錢
	원지 2錢	원지 2錢	원지 1錢	원지 1錢
	석창포 1錢	석창포 1錢	석창포 1錢	석창포 1錢
	천문동 1錢	천문동 1錢	천문동 1錢	천문동 1錢
	맥문동 1錢	맥문동 1錢	맥문동 2錢	맥문동 1錢
	백자인 1錢	백자인 1錢	백자인 1錢	백자인 1錢
	산조인 1錢	산조인 1錢	산조인 1錢	산조인 1錢
	용안육 1錢	용안육 1錢	용안육 1錢	용안육 1錢
	황금 1錢	황금 1錢	황금 1錢	황금 1錢
	길경 1錢	길경 1錢	길경 1錢	나복자 1錢
	감국 5分	감국 5分	감국화 3分	감국화 3分

당연하지만, 무엇보다도 산약(山藥)과 연자육(蓮子肉)에 주목해야 한다. 이 두 약재가 이 두 처방의 특징을 결정하고 있기 때문이다. 《사상초본권》과 구본의 청심산약탕에서 산약과 연자육의 비중이 바뀐 것이 구본 청심연자탕이다. 그리고 다시 연자육과 산약의 용량(用量) 비중이 같아지고 길경이 빠지고 나복자가 추가되면서 신축본의 청심연자탕이 된다.

권도원 선생은 이현재 선생과 함께 사상의학을 공부하던 시절에,

이현재 선생이 함흥에 있는 동무 공의 제자들을 찾아가서 필사해 온 '고급정보'를 가지고 있었다.(그렇게 추정하고 있다) 1960년대 초 중반에 이미 갑오구본의 편명을 알고 있었으므로, 아마도 1950년대 중후반에 구본과 관련한 필사본을 보았으리라고 짐작한다. 그래서 청심산약탕과 청심연자탕이 중풍병과 관련된다는 인식이 있었다는 것이다.

이런 인식의 증거가 바로 위에서, 1964년 9월에 '담열로 인한 고혈압'의 언급이라고 생각한다. 그래서 나는 이 언급을 청심연자탕과 연결지었던 것이다.

연자육이 사상방의 태음인 처방에 들어온 것은 아마도 후세방 청심연자음(淸心蓮子飮)의 용례(用例)에서 비롯되었을 것이다. 이름도 유사하지 않은가. 역대로 청심연자음도 여러 종류가 있는데, 『유과집성(幼科集成)』에 나오는 처방이 태음인 청심연자탕과 구성이 비슷하다.

> 淸心蓮子飮
> 治白濁
> 蓮子 2錢, 茯笭 1.5錢, 盆智仁 麥門冬 各 1錢, 人蔘 遠志 石菖蒲 車前子 各 5分, 白朮 6分, 澤瀉 4分, 甘草 3分, 燈心 10莖

후세의 사상의학 임상가들은 청심(淸心)이라는 이름으로 이정표 삼아서, 태음인의 심화(心火)로 인한 각종 증상에 청심연자탕을 적용하였다. 그런데 청심연자탕의 태생은 중풍 처방이요, 몽설 처방이다. 또 광명시의 안준철 원장은 2000년대에 행한 강의에서, 청심연자탕은 심화 즉 스트레스성이 아니라, 관상동맥 질환 같이 심장(心臟)에 기질적인 문제가 있을 때만 써야 한다는 의견을 제시하였다. 즉 청심연자탕을 써야 할 경우가 그리 많지 않다는 견해였다.

목음체질에게 담열이 생기면 심열(心熱)을 촉발시켜서 쉽게 흥분하게 되고 아주 조급해진다. 그리고 별스런 일이 아닌데도 심하게 화를 낸다. 이런 것이 지속된다면 분명히 혈압도 올라갈 것이다. 그런데 대변은 묽다. 대장허약이 가속되기 때문이다. 그러다가 종국에는 중풍병이 올 수도 있을 것이다.

그런 상태라면 조위승청탕보다는 청심연자탕이 더 적합할 것이다. 이런 건 상한(傷寒)이 아니니 조위승청탕에서 마황을 빼고 쓰면 된다는 견해도 있지만 나는 그것은 정법(正法)이 아니라고 판단한다.

목음체질은 건강해질수록 조급하지 않고 침착해지고 느긋해진다. 금음체질은 몸이 나빠지면 노기(怒氣)를 통제하지 못한다. 도로에서 골프채 들고 애꿎은 남의 차 유리를 박살낸다. 그런 금음체질이라도 건강해지기만 한다면 아주 관대해진다. 체질 참 재미있지 않은가.

제대로 묻기

태양인 「내촉소장병론(內觸小腸病論)」 조문 9-2-10에 문답이 나온다.

9-2-10

或日 吾子 論太陽人解㑊病治法 日 戒深哀遠嗔怒修淸定 論噎膈病治

法 日 遠嗔怒斷厚味

意者太陽人解㑊病 重於噎膈病 而哀心所傷者 重於怒心所傷乎

어떤 사람이 말하기를,

선생께서 태양인의 해역병 치료법을 논하는 데는 깊이 슬퍼함을 경

계하고 진노하는 것을 멀리하고 청정하도록 수양을 하라고 말하고,

열격병의 치료법을 논하면서는 진노를 멀리하고 후미를 끊으라고

하셨습니다.

생각하건대 태양인의 해역병이 열격병보다 중하며, 애심에 상한 것

이 노심에 상한 것보다 중하다는 것입니까?

日 否 太陽人噎膈病 太重於解㑊病 而怒心所傷者 太重於哀心所傷也

대답하여 말한다. 그렇지 않다. 태양인의 열격병은 해역병보다 태중

하다. 노심에 상한 것이 애심에 상한 것보다 더 중하다.

太陽人 哀心深着則傷表氣 怒心暴發則傷裡氣 故解㑊表證 以戒哀遠
怒 兼言之也

태양인의 애심이 심착하면 표기가 상하고, 노심이 폭발하면 이기를
상한다. 그러므로 해역의 표증에는 애심를 경계하고 노심을 멀리 하
라고 겸하여 말한 것이다.

曰 然則少陽人怒性 傷口膀胱氣 哀情 傷腎大腸氣 少陰人樂性 傷目膂
氣 喜情 傷脾胃氣

太陰人喜性 傷耳腦䪼氣 樂情 傷肺胃脘氣乎

그러자 물어 말하기를, 그렇다면 소양인의 노성은 입과 방광의 기를
상하고, 애정은 신과 대장의 기를 상하며, 소음인의 낙성은 눈과 여
기를 상하고, 희정은 비와 위기를 상하며, 태음인의 희성은 귀와 뇌
추의 기를 상하고, 낙정은 폐와 위완의 기를 상하는 것입니까?

曰 然

대답한다. 그렇다.

이 조문에서는 태양인의 표병(表病)과 이병(裏病)에 관한 섭생법을
말했다. 성(性)의 심착(深着)은 표기(表氣)를 상하고 정(情)의 폭발(暴發)
은 이기(裏氣)를 상한다고 하였다. 그래서 깊이 슬퍼함을 경계하고 심
하게 화내는 것을 멀리해야 한다고 말했다.

『동의수세보원』에서 문답이 이렇게 가지런하게 나오는 대목은 거
의 없다. 그리고 동무 공의 답변을 미리 본 후에 질문을 보면, 질문이
아주 적절하게 선택되었다는 것을 알 수 있다. 이 문답의 대목이 실제

로 있었던 대화라면 질문자는 동무 공의 생각(思想)을 잘 이해하고 있는 인물이라고 짐작할 수 있다. 마지막에 군더더기 없이 그렇다(然)로 끝맺은 부분에서 동무 공이 가졌던 만족감을 느낄 수 있을 것 같다.

염태환(廉泰煥) 선생이 경희대학교 대학원에서 체질의학 전공으로 권도원(權度杬) 선생의 1호 제자가 되었을 때, 어느날 선생께 '체질맥진 좀 가르쳐 주십시오' 했다. 권도원 선생의 대답은 '그냥 잡아' 였다. 그냥 잡으라니 염태환 선생은 당황스러웠다. 금양체질은 기본적으로 타인에 대한 배려나 자상함이 부족하긴 해도, 이건 '너에게 가르쳐 주기가 싫다' 는 아니었을 것이다. '체질맥진은 나의 식이 아니라 너의 방식대로 잡아야 한다' 는 뜻을 간단하게 표현하여 전달한 것이라고 나는 짐작한다.

그래도 체질맥진 초보자에게 그건 너무 심했다. 얼마나 긴 시간, 과연 몇 명을 잡아야 자기 방식이 생기겠냐는 말이다. 권도원 선생은 수십만 명은 잡아봐야 된다고 했으니, 그런 수준에 이르는 동안에는 체질감별을 제대로 못하고 계속 헤매고 있어야 하는 것인지 답답한 노릇이다.

태도의 차이 역시 체질의 특성이라고 생각한다. 체질마다 묻는 방식도, 답변하는 태도도 다르다. 가령 토양체질의 경우에, 질문을 하면서도 자신이 알고 있는 것을 과시하고 여러 가지 다양한 배경 정보를 나열한다. 마치 '나는 이렇게 많이 공부해봤어요. 그런데 이 분야는 조금 모르겠네요' 하는 것 같다. 이런 토양체질에게 물어볼 땐 여러 다양한 지식을 섭취하게 되리라는 것을 각오해야만 한다.

금양체질은 보통 핵심만 간단하게 말한다. 그 질문이나 대답이 나온 과정이나 배경은 밝히지 않는다. 그걸 꼬치꼬치 캐물으면 상대를 노골적으로 무시하기도 하고, 관계를 끊어 버리기도 한다. 때로 밝혀진 사실을 외면하거나 의도적으로 왜곡하기도 한다. 그러니 그런 답변은 숨겨진 의도를 파악하고 곰곰이 곱씹어 보아야 한다.

반대로 목양체질은 두서가 없는 경우가 많다. 그러니까 장황해진다. 자신의 질문 안에 스스로 미로를 만드는 꼴이다. 그 주제와 관련된 것을 낱낱이, 과정은 처음부터 끝까지 빠짐없이 나열해야 한다고 믿고 있다. 그런데 그는 묻고 있는 사람이다. 그 주제의 핵심을 모르고 있으니 애초에 질문 자체를 체계 있게 표현할 수가 없는 것이다.

수양체질은 이것도 고려하고 저것도 생각하고 챙겨두어야 할 것이 많다. 생각이 이리 갔다가 저리 갔다가 한다. 전진과 후퇴의 문제가 아니라 일단은 왼쪽 것이냐 오른쪽 것이냐의 문제다. 그래서 소음인에게 있는 불안정지심(不安定之心)은 근본적으로 여럿 중에서 골라야 하는 상황에서 발생하는 것이다.

예수께서, 서로 사랑하라. 네 이웃을 내 몸같이 사랑하라. 원수를 사랑하라. 한쪽 뺨을 때리거든 다른 쪽 뺨도 내밀어라. 이렇게 설파하였다. 이건 금양체질의 화법이다. 핵심만 말하고 결론만 말한다. 왜 그렇게 해야 하는지 이유나 논리의 과정은 말해주지 않는다. 그런데 자세하게 전달할 필요가 있는 대목이 있으면 직접 설명하지 않고 비유법을 쓴다. 그렇게 되면 그의 말을 듣고 믿고 따르는 무리들에게 여러 가지 해석의 여지를 남겨두게 된다. 그래서 추앙을 받는 것이다.

예수의 제자들은 결론을 미리 먼저 들었다. 그런 후에 그곳에 이르는 다양한 방법론을 저마다 궁구하게 되었던 것이다. 그것이 기독교의 역사라고 나는 생각한다.

체질론을 공부한다면서 종종 체질이 다름이라는 것을 잊는다. 그리고 체질에 대해서 상대에게 말한다고 하면서 자주 상대를 망각한다. 물론 그는 체질이 다름이라는 것을 안다고 주장한다. 그 당연한 것을 어찌 잊겠느냐고 항변한다.

"사람이 먼저다"는 대통령 선거에 나섰던 문재인 후보의 구호였다. 체질론에 기반을 둔 질병 치료도 똑같다. 사람이 먼저다. 그 사람이 가지고 있는 질병이 아니라 그 사람 자체를 보아야 한다. 그게 치료의 시작이다. 그건 바로 그 사람 그 체질을 먼저 보아야 한다는 뜻이다. 문답에서도 똑같다. 나누는 내용보다 상대의 체질이 우선이라고 나는 생각한다. 그러니까 내 질문을 받아 주는 상대가 어떤 사람인지 파악하는 것도 중요하다는 뜻이다.

잘 물으려면, 많이 알기보다는 자기가 정말 무엇을 모르는지 잘 알아야만 한다. 제대로 묻기 위해서는 잘 몰라야 한다는 뜻이다. 그래야 자기가 모르는 그것을 쉽게 물을 수 있다. 그렇게 되면 그 질문을 받은 상대가 (그런 질문의 의도를 잘 파악하고 받아줄 수 있는 사람이라면) 그 사람의 수준을 잘 살펴서, 그 사람에게 꼭 필요한 답변을 평이한 언어로 들려줄 수 있는 것이다.

질문을 보면, 무엇을 어떻게 물어오는지를 보면, 그가 진정 자신이 알고 싶은 것에 대한 개념이 있는지 없는지를 알 수 있다. 어설픈 질문자는 질문을 막 날린다. 그렇게 되면 답변을 하는 처지에서는 고려해야 할 것이 많아진다. 분명 질문하는 사람이 더 발전할 수 있는 방향으로 이끌어줄 수 있는 답변을 건네야 한다. 하지만 그가 지금 원하는 것은 그게 아니다. 그러니 답답해진다. 혹시라도 답변을 회피하면 '그것도 모르냐'며 욕한다. 그런 게 자신의 수준인데 스스로는 절대 그 사실을 알지 못한다.

좋은 질문이란 자신이 무엇을 모르는지 온전히 드러내는 것이다. 모르는 것은 죄가 아니다.

묻는 것을 주저할 필요는 없다. 몰라서 묻는 것은 실례가 아니다.

남이 하는 강의나 남이 쓴 책은 먼저 공부한 사람이 자기가 알게 된 것을 자랑하는 것이다. 그러니 강의나 책을 잘 보는 것으로 끝내면 안 된다. 그건 그저 남이 한 공부를 구경만 한 것이니 말이다. 반드시 자기의 소감을 정리해서 남겨야 한다.

그런데 소감이란 좋고 나쁨을 표현하는 것이 아니다. 자기의 생각을 드러내는 일이다. 그리고 반드시 글로 표현해야 한다. 먼저 내용을 정리한다. 그리고 이를 통해서 알게 된 것을 추린다. 거기에 대한 자기의 생각을 덧붙인다. 혹시라도 다른 의견을 갖게 되었다면 그건 아주 바람직한 것이다. 나아가 강사나 저자에게서 부족한 것을 발견했다면 그것을 꼭 넣는다.

소감이란 지식에 대한 소화다. 씹고 부수고 녹여서 정미로운 것을 골라내어 몸속에 쌓는 것이다. 그래야 자기의 것이 된다.

소감을 글로 표현하고 다른 사람 앞에서 말해보는 것도 필요하다. 말을 하다가 보면 자기가 미처 알지 못했던 것, 부족한 부분이 무엇인지 금방 깨닫게 된다. 자기 것으로 정리되지 않은 것은 편하게 말할 수 없기 때문이다. 강의를 하는 사람들, 책을 쓰는 사람들도 자랑하는 것 뒤에 그런 이유를 감추고 있다. 사실은 앎을 내세우려는 것이 아니라 모르는 것을 확인하려는 것이다.

모르는 것이 무엇인지 알고 난 후에야 진정한 앎으로 나아갈 수 있다.

퇴각무력(腿脚無力)

8-2-26

太陰人證 有食後痞滿 腿脚無力病

宜用 拱辰黑元丹 鹿茸大補湯 太陰調胃湯 調胃升淸湯

태음인의 병증에 식후에 답답하고 그득하며, 다리에 힘이 없는 병에는
공진흑원단, 녹용대보탕, 태음조위탕, 조위승청탕이 마땅하다.

이것은 태음인의 「간수열리열병론(肝受熱裡熱病論)」의 조문 8-2-26
인데, 여기부터는 태음인의 범론(泛論)에 해당한다. 소음인이나 소양
인 병증론에서는 별도로 범론을 두었으나 태음인의 병증론에서는 그
러지 않았다. 구본을 완성한 후 개초하다가 태음인 병증론에서 멈추
었으니 논편 자체의 분량이 상대적으로 적었던 것이다. 이 조문 이하
는 구본의 내촉병론(內觸病論)에 있던 내용들이다.

정용재 원장은 자신이 책에서, 퇴각무력(腿脚無力)까지 나타나면 태
음조위탕(太陰調胃湯)보다는 조위승청탕(調胃升淸湯)이 더 좋다면서,
퇴각무력은 상실하허(上實下虛)해서 오기 때문이라고 하였다. 그래서
청심(淸心)하고 보신(補腎)하는 약이 추가된 조위승청탕이 더 좋다는

것이다.

8-5-1

太陰調胃湯

薏苡仁 乾栗 各 三錢, 蘿葍子二錢, 五味子 麥門冬 石菖蒲 桔梗 麻黃 各 一錢

8-5-3

調胃升淸湯

薏苡仁 乾栗 各 三錢, 蘿葍子 一錢五分, 麻黃 桔梗 麥門冬 五味子 石菖 蒲 遠志 天門冬 酸棗仁 龍眼肉 各 一錢

태음인 신정약방(新定藥方)에서 태음조위탕은 8-5-1이고 조위승청 탕은 8-5-3이다. 조위승청탕은 태음조위탕에서 나복자(蘿葍子)를 조금 줄이고, 원지(遠志), 산조인(酸棗仁), 용안육(龍眼肉), 천문동(天門冬)이 추가된 것이다.

조위승청탕은 태음인 병증론에서 조문 8-2-26에 한 번 나온다.

정용재 원장은, 승청은 청양(淸陽)을 끌어올린다는 의미로 양기가 상승하지 못하면 울열이 생겨 화기(火氣)가 만들어진다는 것이다. 조 위승청탕은 '가슴의 화기를 내려주는 목적으로 만들어졌다' 는 의견 을 밝혔다. 가슴에 화가 있으면 상충하여 머리가 맑지 않고 두통이 생 기기도 하며, 또 가슴에 화가 몰려 있으면 상대적으로 아랫배가 냉해진다는 것이다.

아랫배가 냉해지면 대장이나 자궁이 나빠지기 쉽고 하체가 무기력해지는 원인이 되기도 한다는 것이다. 그러므로 조위승청탕은 태음인 한증을 가진 사람의 심화로 인한 각종 증상에 쓸 수 있다는 것이다. 그러니까 정용재 원장이 추론한 병리는, 심화로 하복냉이 되고 하체가 무력해지는 순서인 것이다. 뭐 그럴 듯하다.

권도원 선생은 홍순용 선생의 글(體質鍼에 關한 小論)에 대한 반박으로 1966년 2월에, 『대한한의학회보』 제23호에 실은 [묵살 당한 진리]에서 태음인의 위완수한표한병(胃脘受寒表寒病)이 대장병(大腸病)이라고 하였다. 그리고 이 논의의 연장에서 목음체질의 병근(病根)이 도출되는 것이다. 그러니 목음체질의 병증을 볼 때는 늘 대장을 생각해야 한다.

나는 정용재 원장의 의견에 동의하지 않는다. 태음조위탕이든 조위승청탕이든 주약(主藥)은 의이인(薏苡仁)과 건율(乾栗)이다. 이 약은 대장약(大腸藥)이다. 목음체질의 대장은 본디 허약(虛弱)하고 무력(無力)하며 냉(冷)하다. 그것이 체질이다. 이것을 무시하거나 망각해서는 안 된다. 질병이 생기는 근본이니 병근이 아닌가.

태음인 한증(寒證)인 사람이 섭생이 불량하여 대장의 무력이 더 악화되면(過弱化), 대장의 기능과 운동성이 더 저하되고 힘도 더 없어진다. 그렇게 되면 대장을 통한 노폐물 처리가 지연된다. 그러면 이상발효로 가스(gas)를 발생시킨다. 위(胃)로 올라오기 전에 대장에서 먼저 가스가 가득하게(滿) 된다. 복만(腹滿)이다.

이런 상태에서 식사를 하면 위에서 소화시킨 음식물이 하부로 이동되는 기전에도 영향을 쉽게 받는다. 가스가 위(胃)에까지 치받히는 것이다. 그래서 식후에 바로 비만(痞滿)하게 되는 것이다. 심하(心下)가 답답해지고(痞) 그득한(滿) 기분이 된 것이다.

목음체질은 대장의 무력으로 잠에까지 영향을 받는 체질이라고, 권도원 선생이 목음체질의 섭생표에 명시해 놓았다.

목음체질(Cholecystonia)

당신의 하복부의 불편은, 바로 다리가 무겁고 허리가 아프고 통변이 고르지 못하며, 정신이 우울하고 몸이 차고 때로 잠이 안 드는 원인이 되는 대장의 무력입니다.

대장에 힘이 떨어지면 아래로 처진다(下垂). 그리고 아랫배에 부하를 준다. 그래서 허리가 불편해지고, 골반강(骨盤腔)에서 다리로 가는 혈행(血行)을 방해하여 다리에 힘이 없도록 만든다.

이것이 식후비만과 퇴각무력의 의미라고 나는 생각한다. 원지(遠志), 산조인(酸棗仁), 용안육(龍眼肉), 천문동(天門冬)은 나중에 촉발된 심화(心火)에 대한 조치이다. 절대 심화가 먼저가 아니다. 심화가 안정되어 승청(升淸)이 되면 잠도 좋아질 것이다.

나는 허리가 힘이 없이 아프면서 간혹 다리까지 방사감(放射感)이

나타날 때가 있다. 방사감은 주로 대퇴부의 풍시(風市) 쪽으로 나타난다. 이럴 때는 혼자서 침을 맞는다. 체질침 처방은 5단방이다.

Cho. IXo I oIII'oIIoVIIIo

다리 증상은 주로 오른쪽으로 생기므로 이 처방을 왼쪽에 맞는다. 그러면 허리에 힘이 생기고 방사감도 즉시 없어진다. 보통은 30분에서 1시간 사이에 해결된다.

913'은 DZPset이니, 이 처방의 성격이 척추병(脊椎病)이라는 뜻이다. 임팔연(臨八研)에서 2016년 1월에, 척추관절질환에서 체질침 4단방이나 5단방을 운용할 때, 4단이나 5단에 오는 처방을 통증이 있는 부위의 경락순행(經絡循行)을 고려해서 선정하는 것이 적합하다는 보고를 한 바 있다.

풍시혈은 담경(膽經)이니 4단에 담방(膽方 II)을 넣었다. 그런데 사실 5단에 대장방(大腸方 VIII)을 쓴 것은, 침 처방의 효과는 명확한데 마땅히 설명할 근거가 떠오르지 않았다. 그래서 요추(腰椎) 5번 뼈 옆의 방광경(膀胱經) 1선(線)이 대장수(大腸兪)이므로 아전인수(我田引水)해서 대장방이라고 생각을 했다.

그런데 오늘 이 글을 시작하기 전에 5단에 온 대장보방(大腸補方 VIIIt)이 이 5단방 전체의 목표를 지정한 것이 아닌가 하는 생각이 들었다. 4단과 5단에 온 담방과 대장방을 서로 바꾸어 [IXo I oIII'oVIIIoIIo] 이렇게 하면 효과가 나타나지 않으니 더 그렇다.

이슈
Issue

....

먼저 李璟城 박사에게 깊이 감사드린다. 같은 체질이라 공감의 폭이 깊었다고 생각한다. 역사 앞에서는 늘 겸손해야 하지만, 名分이 있다면 당당할 필요도 있을 것이다. 많은 글에서 나의 비판대상이 되어야 했던 정용재 박사의 쿨(cool)함에도 존경을 보낸다. 내가 그의 입장이었다면 그렇게 하지 못했을 것이다. 나는 비판에 아주 취약(脆弱)하다.

경희한의대 의사학교실의 김남일 교수는 이 책에 실은 내 글을, 원고 단계에서 거의 다 읽었다.(고 믿는다.) 그리고 응원과 격려의 채찍을 아끼지 않았다. 그 분은 이제 막 사상의학에 대한 공부를 시작하고 있는 상태이다. 내 글이 그 분에게 편한 이정표가 된 것 같아 기쁘다.

정보의 판단(情報 判斷)

정보의 판단에 있어서, 숙련(熟練)이란 정보를 판별해내는 정밀도(精密度)의 증가이고, 연륜(年輪)이란 정보의 진위(眞僞)를 알아채는 경험치의 증가이다.

음력(陰曆) 3월 19일(2020년 4월 11일)이 지나간다. 만약 이현재(李賢在) 선생의 혼령(魂靈)이 오늘 내 몸을 통해서 빙의(憑依)한다면 이날을 이렇게 그냥 지나쳐 보내지는 않을 것이다.

학생이 학교에서 쓰는 교과서에 이름이 오르는 일은 자랑스럽다. 뿌듯한 일이다. 내 남동생도 고교 국어교과서에 글이 실린 후에, 그 사실을 자신의 약력에서 도드라지도록 써 놓았다. 나조차도 그 사실을 공개적으로 자랑거리로 삼곤 한다.

초중고생이 쓰는 교과서는 국정, 검정, 인정 세 종류가 있다. 대학에서는 사실 교과서가 갖는 의미는 좀 약하다. 보통은 강의를 담당하는 교수가 정한다. 하지만 동일한 전공학과(과목)에서 전국의 대학이 함께 쓰는 교재하면 경우가 좀 다르다.

1994년 4월 18일에 열린 제14회 사상의학회 정기총회에서 '사상의

학 교재를 발간하는 사업계획안' 이 통과된 이후에 편찬 작업을 추진
하여, 1997년 4월 10일에 나온 『사상의학(四象醫學)』은 전국의 한의과
대학에서 사상의학 교육을 담당하고 있는 교수들 16명이 공동필진으
로 참여하여 만든 한의과대학 사상의학 공통교재이다.

『사상의학』의 41쪽 '4) 논문집' 의 일부분이다.

> 사상의학 연구는 처음에는 栗洞契(김영관, 한직연, 송현수, 한창연,
> 최겸용, 위준혁, 이섭원 등)를 중심으로 이루어졌으며, 1941년에는
> 保元契(이진윤, 한병무, 한두정, 한민선, 홍순용 등)에서 『동의수세
> 보원』을 출판하기도 했고, 1945년에는 최승달, 이현재 등을 중심으
> 로 사상의약보급회가 있었다.

1970년 5월 29일에 창립한 대한사상의학회(大韓四象醫學會)가 40주
년을 맞아, 2010년 12월 31일에 사상체질의학회에서 발간한 『사상체
질의학회 40년사』의 연혁에도 동일한 내용이 실려 있다.

> 1941. 보원계(保元契) : 이진윤(李鎭胤), 한병무(韓秉武), 한두정(韓
> 斗正), 한민선(韓敏善), 홍순용(洪淳用)

보원계와 관련한 내용이 사상의학 교재에 이어, 사상체질의학회의
40년을 결산한 역사에 올라간 것이다. 하지만 '『동의수세보원』을 출
판' 이라는 부분은 빠졌다.

그런데, 전국 대학의 학술자원을 검색할 수 있는 서비스인 RISS (riss.kr)에서, '保元契 韓斗正 洪淳用'으로 검색하였을 때 이 주제어가 제목에 포함된 학술논문은 검색 결과에서 찾을 수 없다. 이것만으로 단정할 수는 없지만, 한두정과 홍순용 그리고 보원계와 연관된 연구가 없었다고 짐작할 수 있다. 교과서에 들어갔고, 학회의 역사에 오른 사실이니 별다른 문제가 없다고 판단하는 건 아닌지 모르겠다. 『사상의학』에 나오는 보원계 부분을 인용하는 눈문도 있으니 말이다.

홍순용 선생은 사상의학계의 큰 산이다. 남달리 산을 좋아해서 평생 명산을 탐방하면서 산악인으로 통했고, 호(號)도 회산(懷山)이시다. 선생은 사상의학 공부와 임상, 대한한의학회와 대한사상의학회 활동, 경희대학교를 거쳐 원광대학교 한의과대학에서 사상의학 강의까지 한평생 사상의학에 열정을 쏟았다.

『사상체질의학회 40년사』에서는 홍순용 선생을, 이현재 선생이 주도하던 사상의약보급회와 사상의학회로부터 1960년대에 세대교체를 주도한 신진세력의 중심인물이라고 평가하였다. 1965년 4월 20일에 제3대 대한한의학회 이사장에 오른 그는 주도적으로 사상의학 관련 강좌를 개최하였고, 1970년 4월 24일(陰 3.19)에는 사상의학연구회를 발족시킨다. 그리고 5월 27일에 대한사상의학회를 창립하고 초대 회장에 취임한다. 62세 때이다.

이렇게 신진세력의 리더가 될 수 있었던 것은 1964년에 두 번에 걸쳐 『대한한의학회보(大韓漢醫學會報)』 11호와 12호에 홍순용 선생이 기고한 「동무 이제마전(東武 李濟馬傳)」이 큰 역할을 했다고 나는 생각한다. 동무 이제마 공의 전 생애에 대하여 이와 같이 상세하고 체계적으로 기록된 글은 그 이전에는 없었기 때문이다. 당시에 사상의학에 관심을 두었던 인사들이라면 이 글을 접하고 큰 충격을 받았을 것이라고 짐작한다. 그리고 이 글에 집중해야 할 이유가 또 있다. 홍순용 선생은 이 글의 말미에 보원계와 자신의 관련에 대하여 직접 발언하고 있기 때문이다.

> 弟子들은 栗洞契를 組織擴大하여 每年 秋에 墓所에 祭享하고 先生의 遺訓聖德을 追慕하며 四象醫學普及과 書籍出版에 더욱 힘을 합해 왔다. 栗洞契는 解放後까지 活動한다는 소식을 들어 서울에서도 韓秉武·洪淳用을 中心으로 保元契를 組織 以北栗洞契와 有機的 關係를 하여 오다가 6·25事變으로 自然解消되었다.
> (서울 종로구 德一한의원장)

'율동계는 사상의약(四象醫藥) 보급과 서적출판에 힘을 합해 왔다. 해방 후에도 활동한다는 소식을 들었다. 함흥의 율동계가 해방 후에도 활동한다는 소식을 듣고, 서울에서도 한병무와 홍순용을 중심으로 보원계를 조직하여 이북의 율동계와 유기적인 관계를 유지했다.'는 것이다.

위에서 나온, 『사상의학』의 41쪽과 『사상체질의학회 40년사』의 연혁에 들어간 보원계와 홍순용 선생에 대한 내용의 근거는, 바로 홍순용 선생이 1964년에 직접 쓴 「東武 李濟馬傳(二)」의 이 부분이다.

대한사상의학회(大韓四象醫學會)는 1971년 8월 19일에 『동의수세보원』을 번역하기로 결의하였다. 그 결과물이 이을호 선생과 홍순용 선생이 함께 집필하여 1973년에 수문사(壽文社)에서 발간한 『사상의학원론(四象醫學原論)』이다. 이 책도 홍순용 선생이 남긴 중요한 업적 중의 하나이다. 선생은 이 책의 부록으로 「이동무 공의 생애와 사상」을 실었는데, 이 글은 1964년에 썼던 글을 편집하고 수정한 것이다. 그런데 여기에는 보원계에 관한 언급이 없다. 나중에 중요한 주제가 된 것을 자신이 출판에 관여한 책에 넣지 않은 것이다. 지난 『대한한의학회보』의 글에서는 『동의수세보원』의 출판 이력(版本순서)에 대해서도 비교적 자세하게 소개하였는데, 여기에서는 그러지 않았다. 다만 아래와 같이 한두정과 율동계를 연결하여 언급하는 것으로 말았다.

『格致藁』는 1880년에 지은 동무 도덕학의 대표적인 저술이다. 1940년에 한두정 외에 여러 사람이 만든 栗洞契에서 출판하였다.

지금까지 홍순용 선생에 대하여 보편적으로 알려진 대로, '함흥에 갔었다', '함흥에서 한두정을 만났다거나, 이진윤을 만났다' 는 언급은 여기에도 없다.

보원계(保元契) 홍순용(洪淳用) 한두정(韓斗正)을 연결하여 공식적으로 언급된 것을 연대순으로 표로 만들었다.

보원계 관련 언급

연도	출처	내용
1964.	『大韓漢醫學會報』 11,12호	서울에서 韓秉武·洪淳用을 中心으로 保元契를 組織, 以北栗洞契와 有機的 關係.
1973.	『四象醫學原論』	1940년에, 한두정 외에 여러 사람이 만든 栗洞契에서 『格致藁』를 출판.
1997. 4. 10.	『四象醫學』	1941년에 保元契(이진윤, 한병무, 한두정, 한민선, 홍순용 등)에서 『동의수세보원』을 출판.
2010. 12. 31.	『사상체질의학회 40년사』	1941. 보원계(保元契) : 이진윤(李鎭胤), 한병무(韓秉武), 한두정(韓斗正), 한민선(韓敏善), 홍순용(洪淳用)

홍순용 선생이 사석이나 강의에서 자신의 과거에 대해서 어떻게 말했는지는 잘 알 수 없다. 분명한 것은, 공식적으로 기록으로 남은 것은, 1964년에 『대한한의학회보』 12호에 쓴 「東武 이제마전(二)」에서 단 한번 서울의 자신과 보원계를 연결하여 말한 것이 전부이다. 그것이 보원계를 매개로 한두정과 이어졌고, 1941년에 『동의수세보원』을 출판하였다는 내용으로 확대되었던 것이다.

홍순용 선생은 1970년 4월 창립 때부터 (1992년에 돌아가시기 2년 전인) 1990년 4월까지 20년간 대한사상의학회의 회장으로 재임하였다. 2020년이 50주년이니 전반 20년간 회장이었던 것이다. 그리고 또 1974년 3월부터 1992년 2월까지 18년간 원광대학교 한의과대학에서

객원교수로 있었다. 1970년부터 사상의학계의 20년간은 선생의 일거
수일투족에 모두 주목을 하고, 학회 회원이나 사상의학을 전공하는
대학원생 그리고 한의사 동료들에게 큰 영향을 미칠 수밖에 없는 위
치였던 것이다.

'보원계' 가 사상의학계에 처음 등장한 것은 한두정 선생이 1941년
4월 10일에 발행한 『상교현토 동의수세보원(詳校懸吐 東醫壽世保元)』이
다. 이것이 바로 7판본(版本)으로 함흥에 있는 김중서방(金重瑞方)에서
발간하였다. 이 책에 역대 『동의수세보원』의 판본을 설명한 부록에,
이 책은 1941년(昭和16年) 2월에 나온 것으로 7판이라 부른다고 하였
다. 1940년 12월 1일부터 1941년 1월 16일까지 인쇄하였으며, 보원계
에서 발행하는 것으로 (초판본을 발간한 栗洞契 門人 7인이 열거된 것처럼)
한두정이 편집을 한민선이 교열을 하였다고 분명하게 표기하고 있다.
이진윤, 한병무, 홍순용은 없다.

보원계의 5인(保元契 五人)

『詳校懸吐 東醫壽世保元』

昭和十六年二月 日七版 保元契發行 編輯 韓斗正 校閱 韓敏善

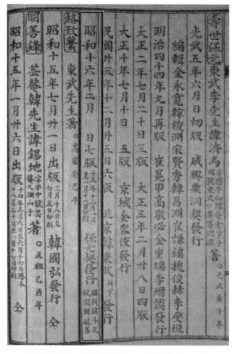

『詳校懸吐 東醫壽世保元』7版本 保元契

이제마(李濟馬), 홍순용(洪淳用), 권도원(權度杬), 염태환(廉泰煥) 네 분에게 공통점이 있다. 사상의학과 체질의학 분야에 몰두했다는 것이다. 그리고 또 네 분 모두 띠동갑이다. 동무 공은 1837년 정유생(丁酉生)이고, 회산(懷山) 선생은 1909년 기유생(己酉生)이며, 동호(東湖) 선생은 1921년 신유생(辛酉生)이고, 염(廉) 선생은 1933년 계유생(癸酉生)이다.

그리고 내게 중요한 또 한 분의 닭띠 어른이 있다. 평소의 소원대로 맏손자가 대학에 들어간 것을 보신 당 해에 돌아가신 우리 할머니다. 1909년생으로 홍순용 선생과 동갑이다. 홍순용 선생의 자료를 보다가, 1935년쯤에 강원도 통천(通川) 벽촌에 갔다가 장티푸스를 앓았다는 것을 알았다. 우리 할머니도 내 머리를 당신의 무릎에 베게 하고는 그 말씀을 하시곤 했다. "일정(日政) 때 장질부사를 앓아서 머리가 다 빠졌었다"고. 그 난리에 아이 둘을 잃었지만 당신은 살아남았다고.

할머니는 돌아가실 때까지 참빗으로 머리를 다듬고 비녀를 꽂으셨다. 그리고 곰방대로 잎담배를 피셨다. 할머니는 사기 결혼을 당했던 남편에게 버림을 받고, 형과 누이를 잃고 혼자 남은 막내아들을 키우셨다. 그래서 이씨(李氏)는 내 친할아버지의 성(姓)이 아니다. 이런 건 자랑스러운 얘기는 아니다. 하지만 이런 걸 밝혀야 하는 상황이 된다면 숨기지 않고 글로 쓸 자신이 있다. 그것은 부끄럽지 않다고 할 수는 없지만 잘못된 것은 아니다. 왜냐하면 팩트(fact)이기 때문이다. 그래서 진실을 말할 때는 힘이 있다. 당연히, 거짓을 말하고 쓰는 사람에게는 힘이 없다. 언젠가 그 거짓이 드러나는 날 그것은 너무나도 가볍게 사라져버릴 것이기 때문이다.

삶을 바라보고 대하는 태도는 저마다 다를 것이다. 그것이 체질이다. 자랑스러운 것도 역사고 감춰두고 싶은 것도 역사다. 우리는 자랑스러운 것보다는 그 감춰두고 싶은 역사로부터 반성을 통해 배우는 것이다. 그래서 같은 잘못을 저지르지 않으려고 노력하는 것이 진보요 발전이라고 나는 생각한다.

나보다 인생이 앞선 선배는 존중해야 마땅하다. 그들의 삶에 대한 노력과 경험이 분명 내게 영향을 주었기 때문이다. 그런데 방향을 돌려서 뒤를 본다면 우리는 또 다른 다짐을 해야 함을 깨닫게 된다. 뒤에 따라 오는 인생의 후배들에게 책임 있는 행동을 남겨야만 하는 것이다. 선배들은 이미 떠났고 삶의 현장에서 은퇴했다. 오늘 어렵게 거짓을 발견한 내가 그것을 말하지 않고 덮어둔다면, 후배가 그것을 다시 찾아낼 때는 훨씬 힘든 노력이 필요할 것이다. 함께 증언해줄 세대는 사라지고 증거의 흔적은 더 희미해질 것이기 때문이다.

이경성(李璟城)의 노력

2010년에 사상체질의학회에서 『사상체질의학회 40년사』 편찬 작업을 할 때, 추모사업이사였던 홍익한의원의 이경성 원장은 집필 자료를 준비하기 위하여, 이진윤(李鎭胤)·박석언(朴奭彥)·홍순용(洪淳用) 세 분 선생의 자제분들을 인터뷰하였다.

이진윤 선생의 아드님인 이성수(李聖洙) 씨를 경기도 광주시 삼동 우남아파트 자택에서, 2010년 6월 19일 오후 4시 30분부터 5시 55분까지 인터뷰하였다. 홍순용 선생의 장남으로 전쟁기념관 관장을 지냈던 예비역 장군인 홍은표 씨는, 서울시 성북구 종암동에 있는 홀리데이 인성북의 가빈에서, 2010년 8월 2일 오후 7시부터 9시 40분까지 인터뷰하였다. 박석언 선생의 장남 박영성 씨는, 서울시 강북구 송천동에 위치한 홍익한의원의 서재에서 2010년 7월 14일 오후 7시부터 9시까지 인터뷰하였다.

그리고 인터뷰한 결과를 녹취록으로 정리하였다. 2020년 4월 13일에, 나는 이경성 원장에게 『동의수세보원』의 판본 중 6판본과 관련하여 전화를 통해서 처음 물었고, 이어서 카카오톡으로 대화를 하면서 자연스럽게 주제가 '보원계'와 관련한 내용으로 옮겨지게 되었다. 그는 나와 이 사안을 대하는 태도가 비슷했다. 그리고 나는 보원계와 관련한 글을 준비하고 있다고 밝혔다.

대화를 하던 도중에 이경성 원장이 녹취록 파일을 보내주었다. 나는 이 녹취록을 읽지 않은 채로 내가 준비해 두었던 자료를 바탕으로, 2020년 4월 15일에 '정보의 판단'이란 제목으로 '홍순용 선생과 보원계'의 관계에 관한 첫 글을 완성했다.

글을 쓴 후에 녹취록을 읽어보니 이경성 원장의 사전준비가 충실해서 개별 인터뷰에서 중요한 정보들이 도출되었다는 판단이 들었다. 그래서 녹취록으로부터 내가 추출한 것을 기반으로 해서 이 글을 시작하게 되었다.

홍순용 선생

홍순용 선생은 평생 세 가지를 품고 사셨다. 하나는 복음교회이고, 둘은 사상의학(四象醫學)이며, 셋은 바로 산(山)이다.

홍순용 선생은 1909년 6월 28일(陰)에, 충청북도 中原(장호원)에서 홍종인의 아들로 태어났다. 본명은 홍순갑(洪淳甲)이다. 할아버지에게 한학을 배웠는데 아주 총명해서 천재소리를 들었다. 소학교에 다닐 때는 그림도 잘 그려서 동아일보가 주최한 대회에서 입상을 하기도 했다. 스무살에 결혼했다. 청년기에 사회주의에 빠져 일경(日警)의 감시와 추적을 받았다. 그래서 당시에 그런 사람들이 모여들던 금강산으로 피신해서 은거했다.

1935년에 기독교조선복음교회를 창립하게 되는 최태용(崔泰瑢) 목사가, 1930년에 금강산 지역에서 집회를 할 때 그의 사상(思想)을 접하고 빠져들었다. 그리고 강원도와 함경도 지역에서 선교활동과 교회개척을 하게 된다. 1936년 1월 12일에 열린 기독교조선복음교회 제1회 총회에서 장로가 된다. 홍순용 선생의 나이 28세 때다.

1930년에 장안 사동리교회, 1937년에는 강원도 고성군 북면 장전리의 장전교회 책임자로 있었다. 1939년에 잠시 서울(京城)에 돌아왔다가, 1940년에 함경북도 명천(明川)으로 온 가족이 이주를 했다. 여기에는 명천교회가 있다. 1943년까지 명천과 영안에 있었는데, 이 사이에 사상의학을 접한다. 1932년에 강원도 풍천군 부기면 대려리, 금강산속에 있던 교회에서 출생한 장남 홍은표 씨는 자신의 부친이 1941년에는 분명히 명천에 있었다고 하였다.

1943년에 서울 가회동으로 복귀하였는데, 귀경 6개월 후에 종로경찰서에 40일간 유치를 당한다. 복음교회의 교인들이 애써서 나오게 되었고, 나온 후에는 한글과 국사 공부에 집중했다고 한다. 1945년에는 서빙고초등학교에 있었고, 동아일보 지사장을 하기도 했다.

함경도 명천과 영안에 있는 복음교회는 한양대학교 설립자인 김연준 선생의 형님들이 만든 교회였다. 그런 인연으로 홍순용 선생은 1948년부터 1950년에 전쟁이 터지기 얼마 전까지 한양공고에서 교감으로 재직하며 국어를 가르쳤다.

6.25가 나기 전에 이진윤 선생이 열고 있던 보원국에 홍순용 선생이 가서 배우면서 함께 근무하게 되었다는 말은 양쪽의 기억이 어긋나는 부분이 있었다. 하여간 전쟁이 터지고 바로 헤어졌으니까 그 정도의 기간은 큰 의미는 없다고 판단한다.

전쟁이 나고 홍순용 선생은 6월 28일에는 충청도에 있었다. 그러다가 경기도 이천으로 가서 피난하면서, 사상의학으로 환자도 돌보면서 율면에 천국교회를 창립하였다. 1953년에 상경하여 원남동에 있던 보원국에서 다시 근무하기 시작했다. 종로에서 덕일한약방을 하던 중에 1958년 6월 5일에 한의사국가시험에 합격하여 한의사면허(면허번호 817)를 받았고, 덕일(德一)한의원으로 바꿔서 개설하였다.

1964년에 『대한한의학회보』 11호와 12호에 연속으로 「동무 이제마전(東武 李濟馬傳)」을 기고하였다. 여기에서 '保元契'와 선생의 관계를 언급하였다. 1964년 7월 20일에 대한한의학회가 주최한 강연회에서 「사상의학에서 본 고혈압」을 발표하였다. 1965년 4월 20일에는 제3대

대한한의학회 이사장에 취임하였다. 그리고 대한한의학회 주최로 본격적인 사상의학 강좌를 열었다. 10월 30일에 사상의학 강좌를, 11월에는 1개월 과정의 강습회를 개최하였다.

1966년에, 한의사협회장을 지낸 김정제 선생이 회장으로 있던 대한기독한의사회의 부회장이 되었다. 1970년 4월 24일(陰 3.19)에 사상의학연구회를 발족시킨 후에, 5월 27일에 대한사상의학회를 창립하고 초대 회장에 취임하였다. 당 해에 신당동으로 한의원을 이전하여 홍순용한의원을 열었다. 이후에 대한사상의학회의 정기적인 모임을 홍순용한의원에서 가졌다.

1985년에 일흔일곱이던 홍순용 선생은 히말라야 안나푸르나에 갔다고 한다. 1992년 4월 14일에 경희의료원에서 별세하였다. 장례는 복음교회 교회장으로 치렀다.

이진윤 선생

1894년생인 이진윤 선생은 쉰 살이 될 때까지는 사업을 하느라고 집 밖으로 떠돌았다. 장전(長箭)에서 광산 사업도 하고 건축 일도 했다. 홍순용 선생이 1940년에서 1943년 사이에 함경도에서 선교활동을 할 때 만난 적이 있다. 1941년에 동무 공의 장남 용해(龍海) 씨가 가지고 있던 갑오구본(甲午舊本) 원고 두루마리를 빌려서 한민갑(韓敏甲)을 시켜서 필사(筆寫)를 하게 해서 가졌다. 이진윤 선생은 그때는 사상의학에 대한 관심이 별로 없어서 그것에 대해 잘 알지 못했기 때문에 직접 필사를 할 수 없었다. 그리고 외지에서 사업을 했으니 당연히 함흥

향교(鄕校)의 전교(典校)로 있던 한두정 선생과도 교류가 없었다.

해방이 된 후에, 1947년 3월에 월남을 해서 서울에 왔다. 생활이 어려워서 전농동 청량리 창신동 광희동 등으로 거처를 옮겨서 살았다. 그리고 1년 정도 후에 방산시장 주교초등학교 앞에 보원국(保元局)을 열었다. 보원국은 함흥에서 동무 공이 하던 약방 이름이다.

6.25가 터지기 얼마 전에 홍순용 선생이 찾아와서 보원국에서 같이 근무하게 되었다. 사상의학을 배우겠다고 온 것이다. 그러다 전쟁이 났는데 미처 피난을 못 가고 있다가 1951년 1.4 후퇴 때 부산으로 내려 갔다. 부산 동대신동에서 보원국을 하다가, 1953년에 서울로 올라와서 종로구 원남동에 다시 보원국을 열었다. 그랬더니 다시 홍순용 선생이 찾아왔다.

홍순용 선생을 만난 후에 이진윤 선생의 가족은 복음교회에 나가기 시작했다. 그때 보원국에는 복음교회의 방림한 장로도 함께 있었는데, 그는 함경남도 영흥 사람으로 일제 때 교회일로 함경도 지역을 많이 왕래했었다.

홍순용 선생은 찾아와서 동무 공과 집안에 관한 얘기를 자세하게 물었다. 1941년에 필사한 갑오구본을 보고가기도 했다. 이진윤 선생은 1961년에 별세할 때까지 보원국을 경영했다. 향년(享年) 68세이다.

박석언 선생

박석언 선생은 1914년에 함흥시 상수리에서 태어났다. 선생의 집안은 살림에 여유가 있었다. 방앗간도 하고 과수원도 있었다. 그리고 가족들이 YMCA 계통에서 활동을 했다. 박석언 선생은 1943년이거나 1944년 무렵에 한두정(韓斗正) 선생에게서 사상의학을 배웠다. 그리고 송학(松鶴)이라는 호도 받았다. 호는 나중에 송고(松皐)로 바꾸었다. 함흥에 있을 때부터 의료행위를 했는데 양의도 하고 한의도 한 것 같다. 집안에 의료시술기구가 있었다고 한다.

해방 후에 1946년에 혼자서 월남(越南)했다. 그런 후에 가족들은 1.4 후퇴 때 내려왔다. 선생은 월남을 해서 신당동에 신생의원을 열었다. 전쟁이 나자 거제도로 가서 함흥사상의원을 했다. 서울에는 1954년인가 1955년쯤에 복귀했고, 한의사면허(면허번호 532)를 받은 후에 창신동 오가주다리 근처에서 삼동한의원을 했다. 근처에 윤완중(尹完重)의 신일(信一)한의원이 있었다.

1950년대 중반에는 이현재 선생이 주도하던 사상의학회에서 활동을 했다. 그러다가 1970년에 대한사상의학회가 출범할 때 참여했다. 신일한의원 윤완중, 영등포의 장세홍, 의성에서 한약방을 하던 이제헌, 대전 국제한의원의 노을선 등과 친했다. 대한사상의학회의 초창기에는 박석언 선생의 한의원에서 모임을 가지다가, 나중에 홍순용 회장이 신당동으로 한의원을 이전하여 홍순용한의원을 열고부터는 그곳에서 학술모임을 가졌다.

동무 공의 역작인 『격치고(格致藁)』를 번역해서, 1985년 10월에 사비를 털어 출판했다. 서문을 써준 최세조(崔世祚) 씨는 박석언 선생과 이종사촌 간이다. 허연(許燕) 원장이 이끌던 화요학회에도 자주 가서 강의를 하곤 했다. 1988년 10월에 별세하였다.

이현재 선생

1959년 12월 16일에 행림서원에서 간행한 등사판『동의수세보원』에는 동무 공과 관련한 출판본으로는 최초로 동무 공의 초상(肖像)이 들어 있다. 이 초상은 함흥의 율동계(栗洞契)에서 제작한 것으로 이현재 선생이 율동계 문인(門人)들과 직접 교류했다는 증거라고 생각한다. 염태환 선생이 전하기를, 이현재 선생은 남대문로에 있던 사상회관(四象會館)의 자신의 방에 이것을 걸어두었다고 한다. 동양의대에 다니던 시절에 염태환 선생은, '사상회관에 들르면 이 초상이 가장 갖고 싶었다'는 것이다.

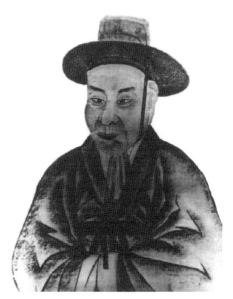

東武 李濟馬 公 肖像

이성수 씨와 홍은표 씨

이진윤 선생의 아드님인 이성수 씨는, '아버님께서, 이현재 씨가 고원 할아버지 자료를 많이 가지고 있다는데 어떤 것은 말도 안 되는 소리라고 걱정을 하셨다' 고 하였다. 이진윤 선생은 이현재 선생과는 교류가 없었다는 것이다.

또, 보원계가 서울에서 조직되었다는 말은 문제가 있다고 했다. 그 명단에 아버님 함자가 들어간 것이 문제라는 것이다. 이진윤 선생은 1947년 이전에는 서울에 거주한 적이 없다는 것이다. 방향을 바꿔서 홍순용 선생이 함흥에 와서 보원계에 가입했다는 것도 넌센스라고 했다. 더구나 홍순용 선생이 함흥에서 이진윤 선생에게 배웠다는 것은 이해가 안 된다면서, 최소 몇 달은 거처를 두고 거주했을 텐데 그런 일은 모른다고 했다.

한두정(韓斗正) 선생은 유학자고 이진윤 선생은 사업을 했다. 동향 사람이라고 해도 만날 일이 없다. 서로 교류가 전혀 없었다고 했다. 서로 모르는 사이인데 함께 보원계를 했을 리가 없다는 것이다. 그리고 이진윤 선생은 젊어서는 사업을 하느라고 거의 집에 없었다. 50세가 넘어서 집에 왔다는 것이다.

홍순용 선생의 장남인 홍은표 씨는, '아버지께서 함경도에 계실 때 교인들이 아프면 아버지가 소음인 어쩌구 하는 소리를 들었다.' 면서 당시에 『동의수세보원』을 가지고 있었다고 했다. 이런 내용에 대해서 이성수 씨는, '함흥에서는 집안의 가정주부도 사상의학 지식을 알 정도로 그런 지역 분위기가 있었다.' 면서 선교활동을 위해서는 그 지역의 상황을 잘 알아야 하니 그 정도의 지식을 갖췄던 것이 아닌가 짐작 된다는 의견을 주었다.

홍은표 씨는 장군(將軍) 출신답게 '보원계가 만일 있었다면 아버님 이 가입을 하는 것은 가능할지는 몰라도 아버님이 주도적으로 만들 수 있는 입장은 아닌 것 같다.' 며 부친의 일인데도 당당하게 객관적으 로 의견을 표시했다. 결정적으로 "홍순용 선생은 1941년에 명천에 있 었다."면서 1941년에 서울에도 함흥에도 있지 않았다는 것이다. 그리 고 덧붙여서 전후에 이현재 선생의 사상의약보급회와 교류했는지는 잘 모르겠다고 하였다.

한두정과 7판본

한두정 선생은 율동계에 의한 초판 발행 이후, 이어진 『동의수세보 원』의 출간 정보에 대해서 모두 꿰뚫고 있었다. 아마도 판본을 모두 소장하고 있었을 것이다. 그리고 이런 『동의수세보원』의 출판 이력을 정리해 두었을 것이다.

그리고 1940년에 자신의 모든 역량을 쏟아서 교열을 맡은 한민선과 함께 역사적인 『상교현토 동의수세보원』을 편집하고 보원계란 이름 으로 1941년에 발간했다. 율동계 문인 7인의 이름을 신축본에서 밝혔 듯이, 7판을 엮은 보원계의 이름으로 자신과 한민선의 이름을 함께 넣 었다.

출판과 관련한 편집 교열 작업은 거의 함흥에서 이루어졌고, 경성 부(京城府)에는 출판허가를 받으러 다녀갔을 것이다. 그런 후에 인쇄는 대전부(大田府)에서 하였고, 함흥에서 김중서방의 이름으로 공식적으로 배포되었다.

『동의수세보원』이 함흥에서 자주 출간된 것은, 동무 공의 고향이기도 하고 함흥은 가정의 부인조차도 사상의학적인 지식을 갖추었다고하니 상대적으로 이 지역에서 수요가 높았다는 증거이기도 하다.

보원계의 5인

이상의 글을 통하여, 보원계란 실체는 있었지만 그것은 오로지 한두정과 한민선 두 사람에게만 해당하는 일이라는 것을 밝혔다. 즉 홍순용 선생과 이진윤 선생은 보원계와 아무런 연관이 없다는 것이다.

그렇다면 홍순용 선생은 왜 그렇게 한 것일까? 보원계의 인물 다섯명을 고른 이유는 무엇이었을까? 글을 마무리하면서 이것을 궁리해보았다.

아마도 홍순용 선생은 윤완중이 1963년에 펴낸 판본을 보았을 것같은데, 7판본에서 보원계를 알았고, 한두정과 한민선의 이름을 확인했다. 한두정은 편집, 한민선은 교열이라고 7판본에 명기되어 있으므로 두 사람은 반드시 넣어야 한다.

홍순용 선생은 사상의학계에서 주목을 받는 인물이 되고 싶다. 그렇다면 우선 학문적인 혈통(血統)이 좋아야 한다. 한두정 선생에게 배웠다고 공개적으로 광고하는 박석언을 보라. 그래서 한두정이라는 인물과 보원계가 중요하다는 것을 인지하고, 사상의학계에서 정통성을확보하기 위해서는 보원계에 들어가야 한다고 결심했다.

이제 보원계에 홍순용을 넣어야 한다. 홍순용 선생은 1940년에서 1943년 사이에 함흥 지역에 가서 사상의학과 관련한 사람들을 만난 적이 있다. 이진윤 선생과 그때 안면을 텄을 수도 있다. 하지만 당시에 이진윤 선생에게 사상의학을 배우지는 않았다. 그리고 한두정 선생을 만난 적도 없다.

하지만 한두정, 한민선 두 사람에 자기 혼자만 끼어들면 남들이 수상하게 볼 것이다. 이진윤 선생은 이제마 공의 집안사람(從孫子)이고 자신에게 사상의학을 전수해 준 분이니 넣어드린다. 6판본을 북경에서 펴냈다는 한병무는 율동계 문인이었던 한직연의 아들이라고 하니, 구색 맞추기 삼아서 그도 넣는다.

이진윤 선생에게 배울 때, 동무 공의 집안에 대해서 각별하고 자세하게 물었다. 족보(族譜)를 보았을 수도 있다. 그리고 이현재 선생이 가지고 있는 자료도 요청해서 보았다. 자신과 각별한 사이인 권도원이 이현재의 수제자가 아닌가. 그리고 1964년에 자신이 열심히 공부한 국사 지식을 버무려서 「동무 이제마전(東武 李濟馬傳)」을 쓴다.

이제 자신의 이름을 끼워 넣을 적당한 곳을 고르면 된다. 글의 말미에 자신이 조합한 인물과 자신을 보원계에 끼워 넣는다. 그런 후에 자료를 제공한 이현재 관련 자료를 덧붙여서 예의를 차린다. 1964년에 그 분은 아직 별세하지 않았으니 말이다.

「동무 이제마전」을 『대한한의학회보』에 발표한 시점이 1964년으로, 이진윤 선생이 1961년에 작고(作故)한 이후이다. 그러니 이진윤 선생이 보원계가 자신과 아무 상관이 없다는 증언을 할 수가 없다.

노당(魯堂) 한병무(韓秉武)는, 1926년에 작고한 율동계 문인 한직연(韓稷淵)의 장남이다. 7판본에, 1936년에 북경(北京)에서 6판본을 발행한 인물로 등장한다. 중국어에 능통하였고, 식솔들을 데리고 만주(滿洲)로 이주하였다고 하니, 이분 또한 보원계가 자신과 아무 상관이 없다고 증언을 하기가 어렵다.

판은 짜였다. 이제 홍순용 선생 혼자서 우기는 일만 남은 것이다.

역사 인물 분석

《四象草本卷》第2卷 第4統 9-4

孔子稟太陽 大禹孟子稟太陰 帝舜子思稟少陽 帝堯曾子稟少陰 漢太
祖稟太陰 唐太宗稟少陽 漢光武稟少陰 范蠡稟太陰 管仲稟少陽 安嬰
稟少陰 黃石公稟太陽 司馬穰苴稟太陰 太公孫武稟少陽 諸葛亮吳起
稟少陰 李太白稟太陽 司馬遷杜甫稟太陰 賈誼李長吉蘇軾稟少陽 班
固王勃韓退之稟少陰 王羲之稟太陰 柳公權稟少陽

　　동무 공은 《사상초본권》 제2권 제4통 9-4 조문에서, 중국의 역사 속
에서 유명한 인물 30인을 예로 들어서 태소음양(太少陰陽)으로 분류하
였다. 대중에게 잘 알려진 경우도 있고 생소한 인물도 있다. 그런데
이 인물들 중 동무 공이 직접 만난 사람은 아무도 없다. 체형도, 용모
사기도, 심성도, 성질재간도, 병증에 대한 정보도 없다. 그렇다면 어떻
게 그들의 태소음양을 알 수 있었을까.

　　'어떻게 알 수 있었을까'를 떠올리니 당장 아쉽다. 유추하는 과정
과 세부적인 설명은 생략되고 인물 이름과 태소음양만 제시되어 있는
것이다. 그러니 해당 인물에 대한 지식과 이해가 없는 사람이라면 이

내용이 아무런 의미가 없고 공감하기도 힘들다.

　그렇다면 동무 공이 어떤 방식으로 인물의 태소음양을 유추했을지 생각을 해 보자. 이 인물들은 역사 속에 뚜렷한 자취를 남겼다. 명성(名聲)의 차이는 있겠지만 여기에 나열된 인물들은 한학에 조예가 있는 사람이라면 그들이 남겨놓은 흔적에 대한 평가에 관하여 객관적으로 공감할 수 있는 인물들이라는 점이다. 역사나 서적, 작품이나 행적을 통해서 이들 인물들의 생각이나 행동 등 특징을 참고하여 태소음양을 유추하였을 것이다.

　동국대학교 한의과대학 사상의학교실의 박성식(朴性植) 교수는 2003년 2월에 나온 『동의수세보원 사상초본권』에서, 동무 공이 예로 든 중국 역대 인물 30인을 사상인 별로 나누어 표로 분류하면서, 성왕.사상가.영웅.정치가.병법가.문인.서예가로 세분하여 배치하였다.

中國 歷代人物 30人의 四象人 分類

구분	太陽人(3人)	少陽人(10人)	太陰人(8人)	少陰人(9人)
聖王		帝舜	大禹	帝堯
思想家	孔子	子思	孟子	曾子
英雄		唐太宗	漢太祖	漢光武
政治家		管仲(法家)	范蠡(術家)	晏嬰(淸節家)
兵法家	黃石公	太公, 孫武	司馬穰苴	諸葛亮, 吳起
文人	李太白	賈誼, 李長吉, 蘇軾	司馬遷, 杜甫	班固, 王勃, 韓退之
書藝家		柳公權	王羲之	

이렇게 분류하고 보니 역사 속에서 인물들이, 사상인 별로 어떤 특징을 보이면서 어떻게 처세하였는지 비교적 쉽게 짐작할 수 있을 것 같다. 특히 정치가나 병법가의 경우에는 자신이 추구하는 사상과 취향이 잘 드러날 것이다. 또한 문인은 사상인 별로 감수성에서 차이가 있고 표현 방식이 다를 것이며, 서예가는 필체에 그대로 특징이 노출될 것이다.

동무 공은 한(漢)의 태조(太祖)인 유방(劉邦)을 태음인으로 보았다. 동무 공의 설명은 이것이 끝이다. 한나라가 건국되기 전에 유방과 천하를 다툰 인물은 초패왕(楚覇王) 항우(項羽)이다. 항우는 '힘은 산을 뽑아낼 만 하고 기세는 세상을 뒤덮을 정도(力拔山 氣蓋世)'라고 자신을 평가했다. 항우는 힘이 장사였고 무예에 능했으며 야망이 큰 인물이었다. 전쟁터에서 보여 준 기세로만 보면 천하는 그의 차지가 되는 것처럼 보였다. 하지만 천하통일의 대업은 지방 소읍의 말단 관리 출신인 유방의 몫이었다. 유방은 허풍이 센 사람이었지만 사람들을 너그럽게 품을 줄 아는 포용력이 있었다. 반면에 항우는 자신의 능력을 믿고 독선적이었으며 자비심이 부족했다. 항우는 아마도 금음체질이었던 것 같다.

유방이 태음인이라면 나는 그를 목양체질로 본다. 천하통일에 혁혁한 공을 세운 한신 장군은 한나라 건국 후에 초왕(楚王)을 거쳐 회음후(淮陰侯)에 봉해졌으나 여태후의 모함을 받고 죽는다. 한신은 자신의 운명을 예감했고 그의 죽음을 통해 토사구팽(兎死狗烹)이 유명해졌다.

이 고사는 원래 춘추전국시대의 범려에게서 유래한 것이다. 유방은 전란 속에서는 오히려 너그러웠지만 건국 초기의 혼란을 돌파하려고 한신과 지녔던 의리를 깨버렸다. 만약 목음체질이라면 한신을 그렇게 죽이지는 못했을 것이다.

제갈량(諸葛亮)은 삼국지의 여러 영웅들 사이에서 가장 빛나는 인물이라고 나는 생각한다. 동무 공도 그렇게 생각했는지 삼국지에 등장하는 다른 인물들에 대한 언급은 없이 제갈량 만을 선택했다. 아마도 그 이유는 삼고초려(三顧草廬) 일화 때문일 것이다. 이 이야기에는 여기에 나오는 두 사람의 성품(性品)과 태도를 보여주는 중요한 정보가 담겨 있다. 물론 주인공은 유비(劉備) 현덕이 아니라 제갈량 공명(孔明)이다.

유비는 제갈량을 얻기 위해 그의 오두막으로 세 번 찾아 간다. 일단 유비에게는 끈기가 있다. 그가 절실하게 필요했기 때문이다. 그런데 제갈량은 가볍게 움직이는 사람이 아니다. 그리고 자신을 쉽게 드러내려 하지 않는다. 그러니 표출하려는 욕구는 없다고 보아야 한다. 이는 토성(土性)이 강하지 않다는 뜻이다. 그러므로 토양체질, 토음체질, 금양체질은 아니다. 동무 공은 제갈량을 소음인이라고 했다. 소음인은 수양체질과 수음체질이다.

제갈량은 세밀하고 철저하며 직관력을 지닌 사람이었다. 직관력은 금기(金氣)이다. 금기가 강한 소음인은 수양체질이다. 수양체질은 삶의 기본적인 태도가 의심이다. 제갈량은 유비의 의도와 진심을 선뜻 믿을 수가 없었던 것이다.

사마천(司馬遷)은 『사기(史記)』를 지은 위대한 역사가이다. 그는 한(漢) 무제(武帝) 때 흉노에게 항복한 이릉(李陵)을 변호하다가 남성이 잘리는 궁형(宮刑)을 당했다. 그는 이런 굴욕을 극복하고 『사기』를 완성했다. 역사가는 다양한 자료를 검토하고 비교하고 판단하고 정리해야만 한다. 엉덩이가 무거워야 하고 끈기가 반드시 필요하다. 또 상상력과 예민한 감수성도 필수다. 지나간 역사 속의 인물들을 현실감 있게 읽어내야 하기 때문이다.

이런 소양과 태도를 지녔을 사마천은 궁형을 당하는 바람에 결과적으로는 『사기』 집필 작업에 더 집중하고 몰두할 수 있었을 것이다. 그리고 그에게 내려진 형벌을 삶의 끝까지 잊을 수가 없었고, 그래서 타오르는 분노와 복수심을 역사 집필의 열정으로 승화시킨 거룩한 영혼의 소유자였다. 동무 공은 사마천을 태음인이라고 했다. 목양체질은 감수성과 어울리지 않으니 사마천은 목음체질이라고 나는 생각한다.

동무 공이 이렇게 좀 자상하게 써주셨다면 좋았을 뻔 했다.

동무 공을 일부러 따라 하는 것은 아니다. 체질의학을 공부하는 사람은 기본적으로 사람에 대한 관심과 호기심이 있어야 한다. 나는 관찰이 생활화되어 있다. 그래서 간혹 오해를 받기도 한다.

나는 『개념8체질』에서 유명 인물 여러 명을 언급했다. 그리고 강의나 강연에서도 종종 유명인들의 체질을 말하곤 한다. 이것은 동무 공이 취한 방법과 동일하다. 백 번 듣는 것보다 한 번 보는 것이 훨씬 낫기 때문이다. 유명인은 이미 그 특징이 대중에게 각인되어 있다. 그렇기 때문에 내가 누구 하고 이름과 체질을 연결하는 순간 사람들은 그 관계를 직관적으로 알게 된다. 사람을 8개의 체질로 구별한다는 개념을 쉽게 이해하게 되는 것이다.

아래는 내가 주로 예로 드는 유명인들이다. 물론 나도 여기에 오른 분들의 체질을 감별하기 위해서 체질맥(體質脈)을 잡아 본 적이 거의 없다.

8체질로 분류한 유명인

체질	인물
금양체질(Pul.)	토머스 에디슨, 니콜라 테슬라, 스티브 잡스, 조너선 아이브, 이소룡, 백남준, 봉준호, 문재인, 류현진, 강유원, 이승만, 서태지, 조용필, 이선희, 양영자, 박주봉, 현정화, 유승민, 마이클 잭슨, 지미 헨드릭스
금음체질(Col.)	김대중, 이명박, 노무현, 황영조, 최용수, 임재범, 안치환, 이명수, 이희준, 도널드 트럼프, 안도 미키
토양체질(Pan.)	이천수, 낸시 랭, 이병헌, 이태석, 이효리, 싸이, 배순탁, 데이비드 배컴
토음체질(Gas.)	설경구, 송강호, 최우식, 이홍기
목양체질(Hep.)	황우석, 최불암, 조경환, 홍금보, 시진핑, 한복선, 강부자, 김정숙, 김무성
목음체질(Cho.)	박찬호, 박찬욱, 김영삼, 김용옥, 이동욱, 곽도원, 이강룡, 박미선, 박소현, 이휘재, 이광수, 아사다 마오
수양체질(Ren.)	김연아, 이봉주, 양학선, 최강희, 김용의
수음체질(Ves.)	이윤석, 이원용, 성유리

그런데 어떻게 체질을 아는가. 스티브 잡스의 경우 민음사에서 번역본으로 나온 스티브 잡스의 전기를 통해서 알았다. 금음체질인지 금양체질인지 매우 어려웠다. 대중 예술인인 경우에는 인터뷰 자료를 많이 참고한다. 물론 사전 준비가 충실한 대담자의 인터뷰 자료에 좋은 정보가 많다. 특히 영화감독들을 인터뷰한 자료를 책으로 엮은 이동진 영화평론가는 독보적이다. 이 분은 아마도 토음체질일 것 같다. 역대 대통령들은 이미 특징이 잘 드러나 있다.

메이저리그 야구 선수 출신인 박찬호 씨와 현역 메이저리거인 류현진 선수는 '흔들림'의 측면에서 아주 대조적이다. 선수 시절의 박찬호 씨는 아주 예민해서 잘 흔들렸다. 하지만 우리가 익히 알고 있듯이 류현진 선수는 쉽게 흔들리지 않기로 유명하다.

낸시 랭은 어깨에 얹은 고양이가 그의 특성을 대표한다. 자기표출적인 것이다. 란제리 일화는 굳이 꺼낼 필요도 없다. 데이비드 배컴은 한 시절의 유행을 선도했던 '배컴 머리'를 떠올리면 된다. 작고한 조경환 씨는 '땀'이 트레이드 마크이고, 홍금보는 둥그렇게 눈사람 같은 체형이다. FT아일랜드의 리드보컬인 이홍기 씨는 그가 아주 소중하게 여기는 네일아트와 특유의 솔직함이다.

최용수 씨는 FC서울의 축구감독 말고 프로권투 세계챔피언 출신의 최용수 씨다. 그의 얼굴을 안다면 그렇게 생긴 사람이 금음체질이라고 알면 된다. 고(故) 이태석 신부는 성자(聖者)다. 타인과 사회를 위해 헌신하는 사람이 토양체질이다. 그런데 같은 특성으로 정반대로 사기꾼이 될 수도 있다. 레오나르도 디카프리오가 주연을 맡은 「캐치 미

이프 유 캔」의 실존 인물인 프랭크 애비그네일이 그런 사람이다. 변화무쌍했던 자신의 사기행각처럼 그는 감옥에서 나온 이후에는 금융보안전문가로 변신했다.

관심을 두고 오래 관찰해야 알 수 있는 사람이 있고, 그 사람의 특징이 어쩌다 한 순간에 포착되기도 한다. 영화감독 봉준호 씨는 아카데미 시상식 시즌의 인터뷰 동영상과 기사를 검색해서 보다가 공통적으로 '창의'를 발견했던 경우이다. 그러니 내가 직접적으로 체질맥진을 통하지 않고 유명인의 체질을 추측하는 방법에 대한 어떤 매뉴얼을 구성하는 것은 쉬운 일은 아니다.

지난 20여 년간 내 속에 쌓여서 섞여 있는 수많은 정보가 어떤 매커니즘을 통해서 효율적인 결과로 도출되는지, 혼자 생각으로도 아주 신비롭기만 하다.

사상인식물류(四象人食物類)

양파가 풍년이 들면 양파즙이 유행한다. 밭을 통째로 갈아엎으려니 너무 화나고 슬프고 아깝고, 탕제원의 솥에 집어넣는다. 양파재배 농민들의 친척들이 영업요원이 된다. 방송 프로그램에 나오는 패널(panel)들도 가세한다. 그렇게 유행이 한 차례 지나간다.

문제는 한반도에서는 이렇게 먹을 것과 관련한 유행이 너무 잦다는 것이다. 장사치들의 상술도 한몫 거든다. 쇳가루가 섞였던지 어쨌든지 비싼 놈은 비싼 대로 싼 것은 싼 맛에 사람들의 목구멍으로 들어간다. 음식도 그렇고 약도 그렇고 보양식도 그렇고 건강식품도 그렇고 정력제도 그렇고 줄기차게 먹어댄다. 한반도는 달연(怛然) 먹기천국이다.

체질을 감별 받으려고 오는 사람들도 그렇다. 자기의 체질을 안 후에 무엇을 잘 먹고 살아야 하는지가 궁금하지, 무엇을 먹지 말아야 할 것인지에 대해서는 아예 관심이 없거나 짐짓 무시하려고 든다.

체질식의 근본원리는 자기절제이다. 우리 한민족 중 높은 비율을 차지하는 사람들이 음식에 대한 절제력이 몹시 약하다. 먹고 싶은 욕구가 강해서, 반대로 먹지 말아야 할 것을 실천하는데 어려움을 겪는다. 이것이 체질의학 임상의가 진료실에서 매일 부딪히는 현실이다.

기미년(己未年)의 독립선언서에 민족대표 33인으로 영광스럽게 이름을 올렸지만 이후 변절하여 반민특위의 포승(捕繩)에 묶이기까지 했던 최린(崔麟)이 있다. 그는 1878년 1월 25일에 함흥에서 출생했다. 아버지는 중추원의관(中樞院議官) 최덕언(崔德彦)이다. 최린은 일제강점기에 보성학교 교장, 천도교 도령, 중추원 참의, 매일신보사 사장 등을 지냈다. 한국전쟁 중에 납북되어 1958년 12월에 평안북도 선천에서 사망한 것으로 전해진다.

동무 공은 『동의수세보원』을 개초(改抄)하던 시기에 함흥에 있을 때, 동향(同鄕)인 스물한 살 먹은 청년 최린을 만난다. 그리고 병으로 고생하는 소음인 최린에게 약 처방으로 향부자팔물탕(香附子八物湯)을 알려주면서, 생활 속에서 지켜야 할 섭생법도 함께 일러준다.

禁忌 喜樂之心 猪 麵 生冷
所喜 鴈 鴿 狗肉 蜜 糖 甘熟之物

이것이 함께 적혀 있는 종이에는 향부자팔물탕이라는 제목이 선명하게 눈에 띄는데, 이 처방전이 동무 공의 친필(親筆)이라고 잘못 알려진 적이 있다. 하지만 이것은 동무 공이 불러주는 것을 최린이 받아 적은 것이다. 약 처방보다는, 약소하지만 나는 이 두 줄짜리 내용이 더 중요하다고 생각한다.

해로운 음식과 이로운 음식을 나누고 그리고 해당하는 체질에게 생활 속에서 주의해야 할 섭생법을 지정해서 환자들에게 알려준 것은, 권도원 선생이 세계에서 최초라고 학계에 알려져 있다. 무엇보다 권도원 선생이 기회가 있을 때마다 적극적으로 그것을 주장하였으니 그렇게 되었다. 반면에 사상의학의 출발에서는 그런 자료가 없었다는 것이다.

권도원 선생이 1962년 9월 7일에 탈고한 체질침 논문에 아래의 내용이 나온다.

Case 1.

On the following day the patient came again; and she told that after the treatment she had not the bleeding even once, and could eat well. Hence, the same treatment was done for her; and the present writer told her what are the foods both adequate and inadequate to So-Um Figure.

다음날 환자가 다시 내원하여, 치료 후 한 번도 출혈이 없었으며 먹기도 잘한다고 말했다. 따라서 같은 치료를 시술하고 필자는 소음인에게 맞는 음식과 맞지 않는 음식을 말해 주었다.

Case 5.

After he had drunken too much in an inescapable situation, he had diarrhea again. Hence the present writer made him know the foods adequate to his constitution and gave him warnings. After that, while his receiving acupunctural treatment for about five days the patient himself began to possess such a confidence as, if he were careful of his eating, his disease could be cured completely by this constitution-acupunctural treatment.

피치 못할 사정으로 너무 과음을 한 후에 그는 다시 설사를 시작했다. 따라서 필자는 그의 체질에 맞는 음식을 알려주며 조심할 것을 당부했다. 그 후로 약 5일 동안 침 치료를 받는 동안 환자 자신이 만약 자기가 음식을 주의만 한다면 그의 병은 이 체질침 치료로 완치될 수 있겠다는 자신감을 얻기 시작했다.

아쉽게도 이 논문이 작성되던 시기에 환자에게 음식지도를 한 실제 자료는 남아있지 않다. 그러다가 염태환 선생이 1967년에 『동의사상처방집(東醫四象處方集)』에 실어놓은 것이 실제 자료로는 가장 앞선 것이다. 이 중에 Saturna II(土象人 제2병태) 부분을 보자.

당신의 조급한 성품은 건강에 크게 영향합니다. 만사에 한발 후퇴하여 한번 생각하여 보고 행동하는 여유 있는 성품이 요구됩니다.
술은 당신에게 해가 많습니다.

먹으면 해가 되는 음식 :

찹쌀, 차조, 닭고기, 노루고기, 개고기, 양젖, 감자, 조기(굴비), 파, 미역, 참깨, 참기름, 겨자, 벌꿀, 사과, 복숭아, 귤, 술

먹어서 유익한 음식 :

쌀, 보리, 팥, 녹두, 배추, 양배추, 오이, 돼지고기, 쇠고기, 계란, 생굴, 청어, 새우, 오징어, 참외, 감, 배

권도원 선생의 섭생법은 자료 자체가 비교적 체계가 있고, 꼼꼼하다. 하지만, 최린에게 알려준 방법이 비록 소략(疏略)하지만 동무 공이 임상에서 식이법을 구체적으로 적용한 실례로, 치료와 섭생에서 식이법을 중시했다는 증거로는 부족함이 없다고 생각한다. 시기적으로도 권도원 선생보다 60년이 앞선다.

그리고 더 중요한 것은 권도원 선생의 식이법이 공중에서 뚝 떨어진 것이 아니라는 데 있다.

북한에 남은 『동무유고(東武遺稿)』를 량병무와 차광석이 번역하여 보건성(保健省)에서 펴냈다. 여기에 사상인식물류(四象人食物類)가 있다. 한두정(韓斗正) 선생은 1941년에 『상교현토 동의수세보원』을 발간하면서 보유(補遺)에 이와 거의 같은 자료를 넣은 바 있다.

이 자료들을 중심으로 동무 공 관련 저술에 나오는 음식물을 종합하여 분류하여 보면 다음 표와 같다. (참고 : 정용재, 「사상인식이법이 8체

질식이법의 형성에 미친 영향에 대한 고찰」 2011.)

동무 이제마의 사상인 식이법

四象人	食物(宜)	忌
少陰人	棗 蔥 蒜 椒 蕃椒 蕨 芹 蜜 飴 鹽 蓖麻油 藷 黍 粘米 犬 鷄 鴇 雉 明太 鰱魚	猪, 麵, 生冷
少陽人	瓜屬 菘 眞油 麥 小麥 麥芽 小豆 稷 菉豆 淸泡 猪 猪肝 生鷄卵 鮃 鰕 蟹 石蟹 石花 海蔘	鷄, 酒, 蒜, 糖, 蜜, 蛇, 狗, 鹿血, 獐肝, 胡椒, 生干, 辛熱等屬
太陰人	栗 茄 梨 檎 菁 桔梗 雪餹 荏油 稻 粟 薏 蓮根汁 豆泡 大豆 太菜 酒 牛 鯖 靑魚 明卵	麵
太陽人	柿 柑 櫻 獼猴桃 菘 麵 蚌蛤屬 木瓜 蕈 蕎麥 鯽魚 菜果屬	酒 厚味

표로 정리하니 음식물이 꽤 많다. 이처럼 사상인식물류는 동무 이제마 공에 의해 직접 연구 정리된 사상인식이법으로, 사상인식이법이 동무 공에 의해 체계적으로 정립되어 있음을 보여준다. 위에 염태환 선생의 자료에 나열된 음식들이 상당 부분 사상인식물류에서 유래하고 있음도 알 수 있다. 물론 약간, 이로운 것과 해로운 것, 혹은 다른 체질 사이로 출입(出入)이 있긴 하지만 말이다.

여기까지의 이어온 글의 진행으로 보면 '권도원 선생의 세계 최초' 주장은 과장된 측면이 많다는 것을 잘 알 수 있다. 금양체질이 지닌 유아독존(唯我獨尊) 경향과 자과벽(自誇癖) 때문이다.

다만, 권도원 선생은 동물계의 법칙에 주목했다. 육식동물과 초식동물이 뚜렷하게 구분되는 점 말이다. 그래서 태양인인 금양체질과 금음체질은 육식을 일절 금지시키고, 태음인인 목양체질과 목음체질에게는 해산물을 제한하는 원칙을 세웠다. 그런 원칙 아래에서 동무공의 자료를 재배치했다.(고 판단한다.)

페스카테리언(pescatarian)이라는 신조어가 있다. 이 단어는 '물고기(pesca)'와 '채식주의자(vegetarian)'의 합성어로 '채식주의자 중에서 해산물을 먹는 사람'이라는 뜻이다. 채식주의자라면 채식만 먹는 사람들이 아닌가? 동물성 단백질을 일절 먹지 않는 엄격한 채식주의자를 '비건(vegan)'이라고 한다. 이들은 우유나 달걀도 먹지 않고, 어떤 이들은 실크나 가죽같이 동물에게서 원료를 얻는 제품도 사용하지 않는다.

그런데 채식주의(菜食主義 vegetarianism)도 하위분류로 가면 여러 다른 형식과 방법의 채식주의들이 있다. 예를 들면 유제품, 동물의 알, 생선, 꿀, 흰 살코기, 붉은 살코기, 열매와 씨앗 등에서 몇 가지를 추가로 더 먹을 것인지 말 것인지의 차이로 분류하는 방법이다. 이런 여러 채식주의의 근거는 생태주의, 반자본주의, 자연보호, 정신수양, 종교적 신념, 건강목적 등 다양하다.

동물성 단백질을 거부하는 채식주의를 들여다보면 이렇다. 잎채소도 먹고, 뿌리채소도 먹고, 버섯도 먹고, 콩도 먹고, 현미도 먹고, 보리도 먹고, 두부도 먹고, 토마토도 먹고, 바나나도 먹고, 사과도 먹고, 포도도 먹는다. 그렇다면 단지 고기만을 거부하는 이런 방식의 식사법이 적절한 것일까? 그리고 채식주의자들이 왜! 우유도 먹게 되고, 계란도 먹고, 바닷물고기도 먹고, 흰 살코기도 먹고, 붉은 살코기까지 골라서 먹게 된 것일까?

8체질론에 따른 식이영양법에 근거하여 보면 위에 예를 든 '해산물 채식주의자'의 처지를 잘 이해할 수 있다. 채식을 하면서 동물성 단백질을 단절했던 사람들 중에서 자신들의 몸에는 해산물이 해롭지 않음을 경험을 통해 스스로 깨닫기 시작했고 그런 인식을 지닌 그룹이 생겼다는 것이다.

사실은 동물성 단백질 말고, 채소나 곡류도 저마다의 쓰임이 다르다. 8체질론에 따르면 소고기는 폐(肺)를 보강하고 돼지고기는 신(腎)을 돕는다. 고등어는 간(肝)을 이롭게 하고 굴은 신장(腎臟)으로 간다. 상추는 간(肝)을 보하고 무는 대장(大腸)을 돕는다. 보리는 위열(胃熱)을 식히고 메밀은 대장(大腸)의 힘을 억제한다. 육류와 해산물, 곡류와 채소류로 같은 카테고리에 들어있다 하여 동일한 성질을 가진 것은 아니라는 것이다.

체질식을 철저히 하면 할수록 당연히 몸은 건강해진다. 그런데 체질식을 철저히 하면 할수록 삶은 더 불편해진다는 아이러니가 있다. 내가 편하게 먹을 수 있는 음식의 영역과 범위는 점점 더 축소되고, 잘못 섭취한 음식으로 인한 민감(敏感) 반응은 더욱 더 선명해지기 때문이다.

채소와 과일(菜果)

9-4-3

凡菜果之屬 淸平疏淡之藥 皆爲肝藥 蛤屬亦補肝

야채나 과일 종류 중 시원하고 담담한 것은 모두 태양인에게 약이 된다. 조개 종류도 간을 도와 태양인에게 좋다.

「신정태양인병응용설방약2종(新定太陽人病應用設方藥二種)」의 조문 9-4-3에서, 야채나 과일의 종류에서 '시원하고 담담한 것'이 모두 간약이 된다고 하였다. 그러니 간이 약한 태양인의 약이 된다. 여기에서 주목할 글자가 있다. 야채(菜)와 과일(果)이다.

15-3

菜果自是補肝之藥 則菜果中肝藥爲多也

채소와 과일은 당연히 간을 보하는 약인 즉 채소와 과일 중에는 간약(肝藥)이 많다.

『동의수세보원』을 저술할 때 기본이 되었다고 추정하는, 《사상초본권(四象草本卷)》의 약방(藥方) 제4통 태양인약방의 15-3에도, 채과 (菜果)가 간을 보하는 약이라고 하고 채과 중에 간약이 많다고 하였 다. 『동의수세보원』에는 이런 개념에다 '시원하고 담담한 것'이 추 가된 것이다.

태양인의 수는 원래 희소해서 병증과 치법도 옛 의서에 별로 없다 면서, 병의 경험이 넓지 않아서 약이나 처방의 경험도 부족하다는 것 이다. 그래서 동무 공은 약을 새로 찾고 처방을 새로 만들어야 했다. 하지만 그것도 역부족이었다. 동무 공이 찾아 모은 태양인 약재는 20 개 남짓이고, 새로 만든 처방은 미후도식장탕(獮猴桃植腸湯)과 오가피 장척탕(五加皮壯脊湯) 달랑 두 개 뿐이다.

하나님이 "땅은 온갖 채소와 씨 맺는 식물과 열매 맺는 과일 나무들 을 그 종류대로 내어라." 하시자 그대로 되었다. (창 1:11)

하나님이 이르시되 "내가 온 지면의 씨 맺는 모든 채소와 씨 가진 열 매 맺는 모든 나무를 너희에게 주노니 너희 식물이 되리라." (창 1:29)

성경(聖經 Bible)의 창세기(Book of Genesis)에 창조주인 하나님이 인 류의 시조(始祖)에게 먹을 것(食物)을 주는 대목이 나온다. 채소와 과일 이다. 성경(聖經) 속에서 '씨'를 강조한 것은, 식물(植物)이 대를 이어서 계속 자라난다는 뜻일 것이다. 그리고 사람들이 그 씨를 받아서 재배를 할 수도 있다.

권도원 선생은 『소금과 빛』 169호에 실은 기고문에서, 창조주 하나님에 의해 창조된 인류의 시조(始祖)와 그 자손은 원래 '채소와 열매만 먹을 수 있는' 하나의 체질이었다고 하였다. 바로 창세기의 1장 11절과 29절의 내용을 쓴 것이다.

그 '하나의 체질' 은 금양체질이다. 금양체질은 내장구조에서 간이 가장 약하고, 사상인 분류에서는 바로 태양인이다. 그렇다면 동무 공이 성경을 보고 흉내라도 내었다는 말인가. 묘한 공통점이다. 동무 공이 생애 동안 성경을 접했었는지 알려진 바는 없다. 하지만 당시에 이미 한반도에는 기독교를 믿는 사람들이 있었다.

용지성(龍之性)

원지상(元持常)이 엮었다고 알려지고 있는 『동의사상신편(東醫四象新編)』은 1929년 1월 18일에 나왔다. 여기에 사상설(四象說)을 요약한 사상변론(四象辨論)이 있다. 아래의 문장이 나온다.

太陽人 欲進而不欲退 龍之性

少陽人 欲擧而不欲措 馬之性

少陰人 欲處而不欲出 驢之性

太陰人 欲靜而不欲動 牛之性

욕진이불욕퇴(欲進而不欲退) 부분은 『확충론』의 조문 3-7에서 사상인의 성기(性氣)를 설명하는 내용이다.

3-7

太陽之性氣 恒欲進而不欲退

少陽之性氣 恒欲擧而不欲措

太陰之性氣 恒欲靜而不欲動

少陰之性氣 恒欲處而不欲出

여기에 『동의사상신편』의 편집자가 용(龍), 말(馬), 나귀(驢), 소(牛) 동물 네 종류를 넣은 것이다. 그런데 용은 우리가 실제로는 볼 수 없는 상상의 동물이다. 용의 성질이 굳셀 것 같지만 용의 성(龍之性)이라니 좀 애매하다.

그리고 「사상인변증론」 조문 11-5에서 우마(牛馬)는 태양(太陽)의 성질을 가졌다고 동무 공이 말했으므로, 여기에서 말을 소양인과 소를 태음인과 연결한 것은 무리가 있다. 편집자는 소가 상대적으로 움직임이 적고 느린 모양을 가져온 것이다.

『동의사상신편』을 동무 공이 편집했다는 견해를 가진 사상의학 전공 교수님도 있다. 하지만 나는 편집자가 『확충론』의 내용에다가 위의 동물을 넣은 이유로 이 의견에 반대한다. 동무 공은 그리 허술한 분이 아니기 때문이다. 『동의수세보원』 그리고 동무 공의 다른 저술을 읽을 때는, 항상 태양인(太陽人)인 동무 공의 생각과 태도를 염두에 두고 있어야 한다고 생각한다. 그런데 사상의학을 전공하는 교수조차도 종종 그 사실을 잊는 듯하다. 엉뚱하게 자신의 생각을 개입시키려고 하기 때문이다.

컴퓨터 바이러스 백신인 V3를 개발한 안철수 씨, 가왕(歌王) 조용필 씨, 'J에게'의 이선희 씨, 탁구선수에서 IOC 선수위원이 된 유승민 씨, 배드민턴 남자복식의 전설 박주봉 씨를 나는 금양체질(Pul.)이라고 판단한다. 나는 관찰을 통해서 이렇게 짐작만 할 뿐이다. 그리고 나는 금양체질이 아니므로 이 분들이 보여주는 행동과 모습에서 어떤 공감을 느끼는 건 쉬운 일이 아니다.

「의료인을 위한 체질학교」에서 2014년 4월에서 6월까지 '부산클래스' 강의를 진행할 때, 참가했던 박정욱 원장은 부산에 있다가 제주도로 갔는데, 금양체질이다. 내가 강의 중에 위에 열거한 분들을 금양체질이라고 소개하자, 박 원장이 자신이 평소에 관찰했던 것을 정리해서 주었다. 이것을 소개한다. 같은 금양체질이 본 것이니 내가 관찰한 것과는 다른 면을 보았으리라고 생각한다. 평소에 이 분들이 보여주는 공통점이라고 한다.

금양체질은 현상의 단순한 해석에는 관심이 없다. '스스로의 우주' (自我)에 관심이 많다. 그렇기에 남들이 보기엔 잘 나가고 있어도 불만이 가득할 수 있으며, 남들이 보기엔 비천하게 살아도 스스로는 행복하게 살 수 있다. 그 기준은 남들이 말하는 것이 아니라 '스스로가 만든 기준' 이기 때문이다. 때문에 삶을 살아감에 있어서 타인과 비교하지 않는다.

대화를 할 때도 상대의 얘기를 자기 주관대로 걸러서 듣는 경향이 강하다. 그러니까 내 기준에서 아닌 얘기는 애초에 필터에 걸러서 듣지 않는 것이다. 이런 것이 지나치면, 때론 자아에 대해서 스스로 과장하거나 궤변을 늘어놓기도 한다.

조용필 씨의 인터뷰를 보면 음악 완성도에 대한 강박이 대단하다.

스스로가 납득할 수 있는 완벽한 음악을 해야 한다는 것이다. 그렇지 않은 것들을 세상에 내놓게 되면 금양체질은 자괴감에 빠지게 된다. 이선희 씨, 안철수 씨, 유승민 씨의 인터뷰에도 잘 나타난다.

금양체질의 성향 상 강압적인 집단조직에서의 적응이 아주 어렵다. 하지만 아무리 힘들어도 내색하지 않는 것이 금양체질이다. 유승민 씨도 탁구훈련 때 아무리 힘들어도 힘든 내색을 하지 않았다고 한다.

금양체질의 눈빛의 특징은 짧은 순간 드러나는 예리함이다. 평소에는 그렇지 않다가 관심분야가 화제에 오르면 예의 그 예리한 눈빛이 순간적으로 드러난다.

금양체질의 타고난 낯가림은 아주 극심하게 나타나기도 한다. 별 이유도 없이도 대인기피증이 있는 금양체질들이 많다. 유승민 씨의 인터뷰 모습에도 약간씩 나타나며, 예전의 안철수 씨도 그런 모습이 자주 보였다.

금양체질은 혼자 있는 고독한 시간을 즐긴다. 사교를 위한 단순 대외활동을 꺼리며 내실없는 겉치레 행위는 거부한다.

금양체질은 삶의 비극에서 진실 혹은 진리를 알게 되는 경우가 많다. 약을 봐도 효능보다 부작용에 먼저 주의하여 읽는 편이다. 가령 목양체질은 마음에 안 맞는 점이 조금 있어도 좋은 것이 많다면 괜찮다는 쪽이라면, 금양체질은 반대로 좋은 것이 아무리 많아도 결정적으로 마음에 들지 않는 게 하나가 있다면 그것 때문에 안 된다는 태도라는 것이다.

금양체질의 에너지는 '버림'에서 나오는 '간결'과 '집중'에서 나온다. 산만하게 흩어진 것들을 버리고 한 곳에 집중하는 것이다. 그러므로 금양체질 특유의 아이디어는 사람들이 없는 자기만의 공간에서 나온다. 이미지화하면 '송곳' 에 가깝다.

스포츠에 있어서는 개인종목에 있어서 금양체질의 장점이 발휘된다. 금양체질은 특히 '경쟁' 자체에 흥미가 없거나, 경쟁 자체를 무척 피로해하며 싫어한다. '집단 내에서의 상대평가' 에 대단한 스트레스를 받기 때문이다. 축구 같은 팀 스포츠의 핵심은 헌신과 협력인데, 이런 면에서는 금양체질은 취약하다. 반면 개인기록 경기는 고독하지만 절대적인 싸움이다. '나 스스로만' 잘하면 되는 것이기 때문이다.

금양체질을 관찰해보면 그들은 대개 나이가 어리다고 함부로 하대하는 법이 거의 없다. 나이나 권위, 연공서열에 집착하지 않는 경향이 많다. 금양체질만이 아닌 금체질의 특성이기도 하다.

70~80년대 반상의 절대적 지배자였던 바둑의 조훈현 9단을 보면 금양체질의 기질을 느낄 수 있다. 남보다 두어 수는 재빠른 행마와 탁월한 수읽기 감각. 사무라이 같은 예리함으로 상대의 약점을 간파해서 그 자리에서 쳐버리는 그는, 한국바둑의 진정한 천재였다고 생각한다. 박주봉 씨의 경기만 봐도 그는 상대의 약점을 재빨리 간파하는 데에 일가견이 있었다. 힘보다도 순간적인 판단이 필요한 네트플레이에 있어서는 그를 당할 자가 없었다. 유승민 씨도 힘보다는 센스가 좋았던 선수였다. 라켓 러버 재질이 바뀌면서 파워가 중요해지기 시작했고, 파워가 부족한 그는 세계무대에서 점점 저물어갔다. 어쨌거나 금양체질의 경기스타일은 한마디로 '두뇌플레이' 라고 할 수 있다.

여기까지가 박정욱 원장의 보고이다. '눈빛의 특징' 부분은 이것을 알고 나서 나중에 금양체질을 관찰하는데 많은 참고가 되었다.

사실 금양체질은 타인으로부터 규정당하는 것을 그리 좋아하지 않는다. 자신의 뜻과는 상관없이 다른 사람이 만든 틀 속에 갇힌다고 여기는 것 같다. 혹시 여기 등장한 분들이 이 글을 본다면 아마도 탐탁하지는 않을 것이다.

금음체질(Col.)은 골격이 크고 단단하며 통뼈라서 힘이 세다. 그리고 외모로 내뿜는 기운이 무사형(武士型)이다. 그러므로 『확충론』에 나온 것처럼 태양인이 물러남이 없이 항상 앞으로 나아가려는 굳센 성품이라면, 이 부분은 금양체질보다는 금음체질에 좀 더 어울린다고 생각한다.

권지일
卷之一

수운(水雲) 선생은, "내 도(道)는 쉽다."고 하셨다. 나는
어떤 과제와 문제에 막히면 늘 이 말씀을 떠올린다. 그리
고 믿는다. 이것은 쉽고도 쉽다. 이렇게 마음을 먹으면 이
상스럽게도 어렵던 문제가 스르르 풀린다. 이런 믿음을 갖
고 남은 과제에 도전하겠다.

그리고 동무 공은 결코 글을 어렵게 쓰지 않았다고 굳게
믿고 있다. 그저 공이 사용한 용어가 현대에 낯설 뿐이다.
그것에 관한 나의 생각을 여기에 썼다. 사상의학계에 작은
물결이라도 일으킬 수 있다면 좋겠다. 아울러 나의 글이,
8체질의학 임상을 하고 있는 동료들이 동무 공과 사상의
학에 더 관심을 기울이게 되고, 그런 방향으로 지속해서
이끌 수 있는 도구로 쓰이기를 소망한다.

권지일(卷之一)

8체질은 인간의 서로 다름을 말한다.

권도원, 북향집은 흉가, 남향집은 복가? 『소금과 빛』 175호 두란노서원 1999. 10.

    1901년(辛丑年)에 나온 『동의수세보원(東醫壽世保元)』의 첫 인쇄본 (印本)인 신축본(辛丑本)은, 상(上)과 하(下) 두 책(冊)으로 구성되어 있다. 상책에는 권지일(卷之一)과 권지이(卷之二), 하책에는 권지삼(卷之

辛丑本 『東醫壽世保元』

三)과 권지사(卷之四)가 들어 있다.

　권지일은 「성명론(性命論)」, 「사단론(四端論)」, 「확충론(擴充論)」, 「장부론(臟腑論)」의 네 논편(論編)이다. 권지이는 「의원론(醫源論)」부터 소음인(少陰人) 병증론(病證論)과 처방까지, 권지삼은 소양인(少陽人) 병증, 권지사는 태음인(太陰人) 병증부터 「광제설(廣濟說)」과 「사상인변증론(四象人辨證論)」으로 이어진다. 「사상인변증론」에는 말미에 동무(東武) 공(公)이 후기(後記)를 남겨두었다.

　『동의수세보원』을 다르게 네 부분으로 구분할 수 있는데, 「성명론」에서 「장부론」까지는 지인(知人)을, 「의원론」에서 사상인의 「병증론」과 처방 부분은 치병(治病)을, 「광제설」은 섭생(攝生)을, 「사상인변증론」은 감별(鑑別)을 논한 것이다.

　『동의수세보원』을 번역하여 1973년에 발간한 『사상의학원론(四象醫學原論)』은 이을호(李乙浩) 선생과 홍순용(洪淳用) 선생이 철학적인 부분과 병증 부분을 나누어서 작업한 것이다. 의술(醫術)만을 다루던 임상의에게 철학적인 부분이 나오는 권지일은 버거운 대상이었던 것이다. 책의 범례에서 아래와 같이 밝히고 있다.

　　本書의 譯述에 있어서 性命論.四端論.擴充論.臟腑論.廣濟說 등 四象說의 總部分은 李乙浩가 담당하였고, 爾餘의 醫學部門의 全部는 洪淳用의 담당으로 엮어졌음을 밝혀두고자 한다.

　『동의수세보원』을 공부하려고, 「성명론」이 시작되는 첫 장을 펴는 순간 단번에 막혀서 먹먹했던 기분을 느꼈던 것이 나 혼자만은 아닐 것이다. 한학(漢學)의 기초가 없는 한글세대로 자란 사람들은 설사 한문(漢文)에 관심이 있었다 할지라도, 한문이 자신의 전공과 관련이 있다 할지라도 권지일은 어려운 부분임에 틀림이 없다.

2000년의 내 공부는 천기유사(天機有四)에서 막혔다. 그리고 2018년에 다시 시작한 공부에서 약간 이해의 진전이 있었다.

권지일 논편 개요

권지일의 네 논편인, 「성명론」은 37조문(條文), 「사단론」은 26조문, 「확충론」은 17조문, 「장부론」도 17조문으로 구성되어 있다.

네 논편은 동일한 전개방식을 가지고 있다. 규정(規定) 혹은 정의(定義)로 시작하는 것이다. 「성명론」은 천기(天機)와 인사(人事)를 규정하면서 시작한다. 「사단론」은 태소음양인(太少陰陽人)과 비박탐나인(鄙薄貪懦人)을 명명(命名)하면서 시작한다. 「확충론」은 태소음양인의 성(性)과 정(情)에 대한 정의로 시작한다. 그리고 아울러 애노희락(哀怒喜樂)이 기모조보(欺侮助保)에 대한 반응이라는 것도 함께 정의한다. 「장부론」은 사장(四臟)과 사부(四腑)를 통해서 사초(四焦)의 부위를 규정하면서 시작한다.

논편을 이렇게 서술하는 것은 아주 중요한 뜻이 있다. 이것은 태양인(太陽人)이 즐겨 쓰는 방식이기도 한데, 『동의수세보원』에서 규정되었다는 것은 그 배경원리에 대해서는 따지지 말라는 선언(宣言)과도 같은 것이기 때문이다.

卷之一	규정(정의)
「性命論」	天機와 人事
「四端論」	太少陰陽人과 鄙薄貪懦人
「擴充論」	性과 情
「臟腑論」	四臟과 四腑 그리고 四焦

권지일 논편 개괄

「성명론」은 인간의 본성(性命)과 삶의 목표(知行)에 관한 논편이다. 그러므로 지행론(知行論)이라고도 할 수 있다. 천인성명(天·人·知·行)의 네 가지 요소를 제시하면서, 인간의 본성(天/人)과 삶의 목표(知/行)에 관하여 논하였다.

1조문와 2조문에서 천기유사(天機有四)와 인사유사(人事有四)라고 한 것은 세상과 인체를 넷으로 나누어서 보겠다는 선언이다. 그런 후에 본성(好善/惡惡)과 욕심(邪心/怠心)을 대비하면서 논의를 진행한다. 호선(好善)과 오악(惡惡)이라는 인성(人性)의 기준을 먼저 제시한 후에 사심(邪心)과 태심(怠心)에 대해서 말했다. 그리고 혜각(慧覺/兼人)과 자업(資業/廉己)을 통해서 사회적 가치에 기여해야 함을 말했다.

마지막 조문인 37조에서 「성명론」의 결론을 삼아서 책기심(責其心)을 말하면서 「사단론」으로 이어진다. 「사단론」에서 본격적으로 심(心/心慾)의 문제로 넘어간다.

이 「성명론」은 『중용(中庸)』 1장(章)에 나오는 "天命之謂性 率性之謂道 修道之謂教"에 대한 동무(東武) 이제마(李濟馬)식 해석이라고 생각한다.

「사단론」은 폐비간신(肺脾肝腎)과 애노희락(哀怒喜樂)에 관한 논편이다. 애노희락에 영향을 받는 태소음양인론(太少陰陽人論)이다. 폐비간신으로 장리(臟理)를 설명하고 애노희락으로 성정(性情)을 말했다. 사상인별 희노애락의 중절(中節)에 관한 논편이다.

「성명론」에서는 1조와 2조에서 천기와 인사의 유사(有四)를 규정했다. 그리고 「사단론」에서는 1조와 2조에서 유사부동(有四不同)을 제시했다. 인간의 장리로서 태소음양인을 규정하고, 심욕(心慾)으로 비박탐나인을 정의했다. 넷으로 나눈 사상인은 장리가 네 가지로 다르다. 사상인의 장리를 먼저 제시한 후에 애노희락(性/情)을 통해 삶의 실제인 생리와 병리에 대해서 말하였다

태소음양인의 다른 이름인 비박탐나인은 심욕의 다름에 따라 나뉜 것이다. 사덕(四德)인 인의예지(仁義禮智)의 도덕적 원리(好善/惡惡)를 품고 있는 곳이 폐비간신이다. 폐비간신은 장(臟)의 사단(四端)이다. 도덕적 원리와 가치를 심욕에 따라 방기(放棄)하면 비박탐나인이 된다.

사상인의 장부대소(臟腑大小) 즉 장리는 천품(天稟)으로 자기 노력 밖의 일이다. 성인(聖人)이나 중인(衆人)이나 예외 없이 같은 조건을 가진다.

이 「사단론」은 『중용』 1장에 나오는 "喜怒哀樂之未發謂之中 發而皆中節謂之和"에 대한 동무 이제마식 해석이다. 애노희락의 순동(順動)은 생리이고 역동(逆動/暴浪)은 병리이다. '애노희락의 중절'이 「사

단론」의 결론이다.

「확충론」은 「성명론」과 「사단론」을 확장(擴張)해서 보충(補充)하는 논편이다. 천·인·성·명(性命論)이 태소음양인(四端論)과 결합했다.

1조는 사상인에서 애노희락의 성과 정을 규정했다. 그러므로 「확충론」은 「성정론(性情論)」이라고도 할 수 있다. 애노희락의 성정론에 천. 인.성.명이 결합되어 있다. 1조로서 사상인에서 애노희락의 성과 정을 규정한 원리가 논편 전체에 적용된다

성은 이목비구(耳目鼻口)에 천기의 요소가, 정에는 폐비간신에 인사의 요소가 적용된다. 성의 요소에서는 태양인과 태음인이, 그리고 소양인과 소음인이 대응하면서 비교되고, 정의 요소에서는 태양인과 소음인, 그리고 소양인과 태음인이 대비(對比)된다.

「장부론」은 사부와 수곡대사(水穀代謝)에 관한 논편이다. 「사단론」 12조에서 간폐(肝肺)는 호흡기액지문호(呼吸氣液之門戶)라 하고 비신(脾腎)은 출납수곡지부고(出納水穀之府庫)라고 규정했는데, 제목이 「장부론」인데도 간폐의 기액대사에 관한 설명은 없다.

1조에서 사장과 사부 그리고 사초에 대한 규정으로 시작한다. 그런 후에 사부를 통한 수곡지기의 변화에 관하여 말한다.

『소문(素問)』 「영란비전론(靈蘭秘典論)」에서 "心者 君主之官"이라고 했다. 이것을 동무 이제마는 심장이 "중앙지태극(中央之太極)"이라 하고 심위일신지주재(心爲一身之主宰)라고 했다. 심장이 바로 태양(太陽)

인 것이다. 이것이 「장부론」의 결론이다.

『동의수세보원』 권지일은 천기유사로 시작해서 심위일신지주재로 끝난다. 「성명론」의 결론은 책심으로 유학적인 측면에서 심의 중요성을 말했고, 「장부론」의 결론은 심인데 의학적인 구조에서 심의 중요성을 말한 것이다. 즉 「장부론」은 「성명론」의 의학적 변신이라고 할 수 있다. 「성명론」과 「장부론」에는 공통적으로 태소음양인의 명칭이 등장하지 않는다.

「성명론」「사단론」「확충론」의 공통점

脆弱한 요소에 대한 경계	
性命論	邪心과 怠心 / 存其心 責其心
四端論	心慾 / 哀怒喜樂의 暴浪 / 哀怒喜樂의 中節
擴充論	能과 不能

'有四와 有四不同' 그리고 다름

「성명론」의 분류기준은 유사(有四)이고, 「사단론」의 분류기준은 유사부동(有四不同)이다.

사람에게서 이목비구(耳目鼻口), 폐비간신(肺脾肝腎)으로 넷으로 구분하였는데, 이목비구와 폐비간신은 사람에게서 각각 서로 대등(對等)한 조건은 아니므로 다만 유사라고 한 것이다. 그리고 「사단론」에서는 동일하게 인간이라는 기준을 두고 태소음양인으로 다른 것이므로 부동(不同)이라고 한 것이다, 그렇다고 「성명론」이 '다름'을 말한 것이 아니고 '같음'을 말한 것이라고 해석하는 것은 무리다. 천기유사와 인사유사 그리고 이목비구와 폐비간신을 제시하는 순간 태소음양인은 '다름'에 따라 구분되는 것이기 때문이다.

　다만 「성명론」은 태소음양인의 개별적인 조건 대신에 인간에 내재하는 근본적인 조건에 관해서 말하고 있다.

사기꾼

3-1

太陽人 哀性遠散而怒情促急

哀性遠散者 太陽之耳察於天時 而哀衆人之相欺也 哀性非他聽也

怒情促急者 太陽之脾行於交遇 而怒別人之侮己也 怒情非他怒也

태양인은 애성은 원산하고 노정은 촉급하다.

애성이 원산한 것은 태양인의 귀로 천시를 살피는데, 사람들이 서로 속이는 것을 슬퍼하는 것이다. 애성은 다른 게 아니라 듣는 것이다.

노정이 촉급한 것은 태양인의 비로 교우를 행하는데, 남이 나를 업신여기는 것에 노하는 것이다. 노정은 다른 게 아니라 화내는 것이다.

「확충론(擴充論)」의 첫 조문인 3-1이다. 태소음양인에서 애노희락(哀怒喜樂)의 성(性)과 정(情)에 대한 규정이다. 「확충론」에서는 사상인의 성과 정에 대해서 이야기하겠다는 선언인 것이다. 아울러 애노희락이 각각 기모조보(欺侮助保)에 대한 반응이라고 규정했다.

애성은 원산하고 노정은 촉급하다. 중간에 들어간 而의 의미는 and

이다. 양쪽이 대등하다.

성(性)은 사상인이 각각 가장 잘 할 수 있는 범주(관심분야 공감분야)에서 발현하는 감성이다. 태소음양인의 특징과 특성이 가장 잘 발휘되는 범주와 가장 기본적인 감성으로, 천기의 요소를 받아들일 때 직접적인 개입과 충돌이 없는 객관적인 감성이다. 객관적이기 때문에 감성에 여유가 있다. 즉, 사상인에게 애.노.희.락.이 대표적인 감성이라는 것이다.

정(情)은 상대와 직접 접촉하면서 발생하는, 즉각적으로(促急) 직접 표출하는 감정이다. 사상인은 인사(人事)에서 각각 능한 부분에서 직접적이고 즉각적으로 감정을 표출한다. 촉급이란 나쁜 의미가 아니다. 반응이 즉각적이라는 뜻이다. 상대(別人)를 향해서 직접 표출되고 빠른 반응이다. 그런 감정이다. 즉 다른 사람과 부딪치면서 발생하는 요소들이다.

애성원산(哀性遠散)과 노정촉급(怒情促急)을 대구로 구성하여 설명을 병렬한 것은 성과 정의 규정이 별개라는 의미이다. 애노희락의 성과 정을 사상인에 배속했는데, 성에서는 애노희락의 순서이고 정에서는 노애락희(怒哀樂喜)의 순서이다. 왜 정에서는 그런 순서가 되어야 하는지 의문을 품거나 그 원리를 깨치려고 애쓸 필요는 없다. 이것은 동무 공의 규정이기 때문이다. 애노희락의 성과 정을 그렇게 규정하겠다는 것이다.

우리 사회는 사기(詐欺) 사건이 참 흔하다. 작은 것은 감춰지고 큰 것만 드러날 텐데도 그렇다. 그건 사기꾼에게 속아 넘어가는 사람들이 많다는 뜻이다. 속하게 표현하면 귀가 얇은 사람들이 많다고 할 수 있다. 나는 이 이유가 한민족의 인구 구성비와 관련이 있다고 생각한다.

우리 한민족은 8체질 분류로 토양체질이 차지하는 비율이 높다. 내 개인적인 견해로는 전체 인구에서 30% 이상이다. 결론적으로 8체질 중에서는 토양체질이 사기꾼이 될 가능성이 제일 높고, 또 잘 속아 넘어가는 사람이기도 하다. 양면을 모두 가지고 있는 것이다.

이번에 코로나19 사태에 마스크로 사기 친 사람의 뉴스를 하나 보았다. 현물(現物)도 없으면서 물건이 있다고 속여서 2억을 받아 챙긴 사람이 그 돈을 몽땅 다른 사람에게 다시 사기를 당했다는 내용이었다. 물건도 확인하지 않고 거금 2억을 송금한 사람이나, 1차 2차 사기꾼도 나는 모두 같은 체질일 거라고 짐작한다. 사기꾼에 속아주는 사람이 적다면 사기꾼이 활개를 치기는 어려운 것이다.

사기꾼은 상대의 마음이 움직이는 것을 알아채고 그 마음을 재빨리 낚는다. 그러니까 속아 주는 사람의 욕심이 동하는 순간을 잘 읽어낸다는 것이다. 이것을 공감능력(共感能力)이라고 할 수 있을 것이다. 상대의 마음이 움직이지 않는다면 제 아무리 사기꾼 고수라도 그를 속일 수는 없다. 좀 천박한 비유지만 개(犬)가 사람의 감정을 쉽게 읽는 능력을 떠올리면 쉽다.

최동훈 감독의 영화 「범죄의 재구성」에서 영화의 마지막 장면에 박신양의 나레이션이 흐른다. "걸려들었어. 지금 이 사람은 상식보다 탐욕이 크다. 탐욕스러운 사람, 세상을 모르는 사람, 세상을 너무 잘 아는 사람, 모두 다 우리를 만날 수 있다."

토양체질의 사기는 근거 없는 거짓과 과장이다. 목양체질은 근거가 조금은 있는 거짓과 과장이다. 황우석은 "줄기세포가 열한 개면 어떻고, 한 개면 어떠냐?"고 항변했다. 그의 근거는 우연히 얻은 한 개였다. 그리고 그 한 개로부터 열 개를 더 꾸몄다. 금양체질은 자기과시형이다. 그리고 핵심이나 다른 사람으로부터 나온 소스(source)는 감춘다. 수양체질은 뒤에서 이간(離間)하며 진실을 감추는 음모형이다.

토양체질이 가진 특성은, 사교성 외향성 호기심 낙천성 적극성 달변능력 순발력 표현력 손재주 패션감각 봉사심 등이 있다. 모든 재능에는 양면성이 있다.

아프리카 남수단 톤즈의 성자(聖子)인 고 이태석 신부를 생각해보자. 그의 호기심이 그를 아프리카로 이끌었다. 낯선 환경과 지역에서는 외향성과 사교성이 필요하다. 그를 경계하는 원주민들을 적극성과 순발력, 표현력으로 설득했다. 학교를 만들고 밴드를 조직해서 악기를 혼자 먼저 배우고 학생들을 가르쳤다. 혹 실패해도 낙담하지 않고 훌훌 털고 이겨냈다. 낙천성이다. 그는 의사이며 신부로서 희생하고 봉사했다.

레오나르도 디카프리오가 주연을 맡은 「캐치 미 이프 유 캔」의 실존 인물인 프랭크 애비그네일은 변화무쌍한 사기행각을 벌인 전설적인 사기꾼이다. 그는 감옥에서 나온 이후에는 금융보안전문가로 변신했다. 그는 표현력이 좋고, 달변이며, 순발력이 뛰어나고, 적극적이고, 또 낙천적이다. 수표를 위조하는 솜씨가 놀라웠다.

두 사람이 가진 재능은 거의 동일하다. 그런데 한 사람은 성자가 되었고, 다른 사람은 미국의 역사에 기록된 희대의 사기꾼이 되었다.

단번에 한방에 급하게 해결하려는 욕심을 앞세우는 사회는 사기꾼을 키운다.

귀눈코입(耳目鼻口)

1-3

耳聽天時 目視世會 鼻嗅人倫 口味地方

귀로 천시를 듣고, 눈으로 세회를 보며, 코로 인륜을 맡고, 입으로 지방을 맛본다.

「성명론(性命論)」의 조문 1과 2에서 천기(天機)와 인사(人事)가 나오고, 조문 3과 5에는 이목비구(耳目鼻口)와 폐비간신(肺脾肝腎)이 나온다. 그리고 조문 4와 6에서는 이목비구와 천기가, 폐비간신과 인사가 결합한다. 천기와 인사가 짝이듯이, 이목비구와 폐비간신도 짝이다. 조문 1에서 6까지는 인간의 가장 중요한 기능 단위에 대해서 제시한 것이다.

천기는 나의 밖에서 세상이 돌아가는 것(세상의 이치)으로 삶의 환경이라고 할 수 있다. 그러므로 누구에게나 동일(大同)하다. 인사는 인간사의 이치로 사람이 맡아서 하는 일(行態)이다. 그래서 저마다의 위치에서 다르다(各立). 동무(東武) 공(公)은 '환경적인 조건이 다름에 따라 생성된 사상인(四象人)의 삶은 그 특장(特長)이 각기 다르다' 는 것을

『동의수세보원』의 첫 논편인 「성명론」 모두(冒頭)에서 천명(闡明)하고
있는 것이다.

耳目鼻口(귀눈코입)

앞				뒤/위
			耳(金)	
		目(土)		
	鼻(木)			
口(水)				아래

사람의 얼굴에서 귀눈코입(耳目鼻口)는 위에서 아래로 내려오면서,
또 뒤에서 앞으로 나오면서 배치되어 있다.

이건 감각의 영역을 구별하는 것이라고 생각한다. 귀는 소리를 판
별하고, 눈은 빛(색)을 구별하며, 코는 냄새를 가려내고, 입은 맛을 골
라낸다. 맛을 느끼기 위해서는 직접 닿아야 한다. 냄새는 그 다음이
다. 시각(빛)은 장애물에 막히면 볼 수 없지만 소리는 담을 타 넘고 들
려올 수 있다. 귀눈코입(耳目鼻口)는 각각의 기관이 담당하고 있는 감
각기능과 연결한 것이다. 코를 호흡과 입을 음식섭취와 연결한 것은
아니라는 것이다.

소리(音)는 금(金)의 영역이고, 빛은 토(土)의 영역이며, 냄새는 목
(木)의 영역이고, 맛은 수(水)의 영역이다. 그래서 금이 발달하면 소리
에 민감하고 음감이 훌륭하고, 토가 발달하면 빛을 통한 색채감각이
뛰어나고, 목이 발달하면 냄새를 잘 구별할 수 있고, 수가 발달하면 맛

에 아주 까다롭게 된다.

그래서 금체질에서 뛰어난 음악가가 나오고, 토체질은 색(色)을 잘 쓰는 화가가 탄생하며, 목체질에서는 풍미가 훌륭한 음식을 만드는 쉐프나 향수(香水)를 만드는 조향사가 나오고, 수체질 중에서는 포도주의 맛을 감별하는 소믈리에(sommelier)가 될 수 있다.

첼리스트로 데뷔해서 지금은 오케스트라 지휘자로 활동하고 있는 장한나 씨는 인터뷰에서, "뉴욕의 집에서 밤에 자려고 누우면 멀리 있는 곳에서 들려오는 생활소음 때문에 잠을 방해받는 일이 많다." 면서, 소리에 너무 민감해서 음악활동에는 도움이 되지만 이런 고충도 있다고 했다.

1860년대 파리에서 활동했던 인상파는 전통적인 회화기법을 거부하고, 색채·색조·질감 등 눈에 그대로 보이는 세계를 정확하고 객관적으로 묘사하려고 하였다. 빛의 변화에 따라 다양하게 달리 보이는 자연을 그 순간적 장면 그대로 그리려고 노력했던 것이다. 인상파는 빛을 표현하고자 했다. 같은 풍경이라도 시간의 변화, 환경의 변화에 따라 다른 색상, 다른 세계, 다른 느낌, 다른 그림이 되었다.

MBC TV에서 방영했던 「제빵왕 김탁구」에서 배우 윤시윤이 연기했던 김탁구는, 빵의 반죽이 발효과정을 거치면서 숙성되는 절묘한 순간의 냄새를 가려내는 능력이 있었다.

호텔이나 고급 레스토랑에서 포도주를 추천하고 주문을 받아 서비스를 하고, 품목 선정, 구매, 관리, 저장 등 와인과 관련한 일을 맡아서 하는 사람을 소믈리에라고 한다. 소믈리에가 맛에 민감하지 않다면, 원산지와 품종이 각기 다른 포도, 포도가 자랐던 환경, 와이너리의 생산방식 차이 등에서 개별적으로 드러나는 포도주의 고유한 특성을 오로지 맛을 통해서 감별해내지는 못할 것이다.

　체질을 구분할 때는 '재능의 구별'이라는 뜻도 포함되어 있다. 재능은 내가 누르고 억제한다고 없어지는 것이 아니다. 나도 모르게 드러나게 된다. 그래서 체질을 먼저 알면 그에게 어떤 재능이 숨어 있는지를 짐작할 수가 있다. 하지만 재능은 재능일 뿐이다. 그것에 따라 부가적인 노력이 별로 없이도 취미생활을 즐길 수는 있다. 하지만 전문가가 되려고 한다면 상황이 다르다.

　천부적인 재능만으로는 절대 대가가 될 수 없다. 재능이란 호기심과 흥미와 재미를 안겨주는 부싯돌과 같다. 그런 촉발을 통해서 끊임없이 노력하고 연습을 해야만 자신이 받은 재능을 제대로 발휘할 수 있다. 사람들은 결과만을 보고 '그건 그의 재능일 거야' 하고 단순하게 판단하려는 경향이 있다. 뒤에 숨은 부단한 노력과 연습의 흔적은 잘 드러나지 않기 때문이다.

사장대소(四臟大小)

太陽之怒能勇統於交遇 故交遇不侮也 太陽之喜不能雅立於黨與 故黨

與侮也

是故太陽之暴怒 不在於交遇而必在於黨與也 少陰之喜能雅立於黨與

故黨與助也

少陰之怒不能勇統於交遇 故交遇不助也 是故少陰之浪喜 不在於黨與

而必在於交遇也

少陽之哀能敏達於事務 故事務不欺也 少陽之樂不能恒定於居處 故居

處欺也

是故少陽之暴哀 不在於事務而必在於居處也 太陰之樂能恒定於居處

故居處保也

太陰之哀不能敏達於事務 故事務不保也 是故太陰之浪樂 不在於居處

而必在於事務也

「확충론(擴充論)」은 성정론(性情論)이다. 사상인에서 애노희락(哀怒
喜樂)의 성(性)과 정(情)에 천인성명(天·人·性·命)이 결합되어 있다.

조문 3-1에서 사상인에서 애노희락의 성과 정을 규정하고, 그 원리가 논편 전체에 적용된다. 성은 이목비구(耳目鼻口)에 천기(天機)의 요소가 정에는 폐비간신(肺脾肝腎)에 인사(人事)의 요소가 적용된다. 성의 요소에서는 태양인과 태음인이, 그리고 소양인과 소음인이 대응하면서 비교되고, 정의 요소에서는 태양인과 소음인, 그리고 소양인과 태음인이 대비된다.

「확충론」 조문 3-5는 폐비간신의 능(能)과 불능(不能)을 말한 조문 3-3에 이어서 부연하는 내용이다. 애노희락의 폭(暴)과 낭(浪)을 말했다. 그러면서 조문 3-6에서 중간결론 삼아서 사상인의 능과 불능이 편소지장(偏小之臟)을 더 상(傷)하게 하는 기전을 설명했다.

조문 3-4와 3-5를 함께 보면, 태양인은 애성(哀性)과 노정(怒情)이 강하고, 희성(喜性)과 낙정(樂情)이 약하다는 사실을 도출해 낼 수 있다. 태양인의 성정에 관한 기본적인 설정이다. 그런데 여기에 비밀이 숨어 있다. 동무 공은 「사단론」에서 태양인과 태음인의 폐와 간, 소양인과 소음인의 비와 신에 관한 대소만을 밝혀놓았다. 그리고 중간에 들어갈, 즉 태양인과 태음인의 비와 신, 그리고 소양인과 소음인의 폐와 간의 대소에 관한 내용을 여기 조문 3-5에 숨겨 놓은 것이다.

태양인은 폐대(肺大)하여 애성원산(哀性遠散)한다. 그리고 노정촉급(怒情促急)한 것으로 역으로 추리하면 비대(脾大)가 된다. 그러면 자연히 신(腎)은 작은 쪽이 된다. 태양인은 폐〉비〉신〉간의 순서가 성립하는 것이다. 태양인의 경우를 참고하여 도출한 태소음양인의 사장

(四臟) 대소(大小)를 아래 표에 표시하였다.

『東醫壽世保元』의 四臟 大小

四象人	大		小	
太陽人	肺	脾	腎	肝
太陰人	肝	腎	脾	肺
少陽人	脾	肺	肝	腎
少陰人	腎	肝	肺	脾

2-3

五臟之心中央之太極也 五臟之肺脾肝腎四維之四象也

오장의 심(心)은 중앙의 태극(太極)이요, 오장의 폐비간신은 사유의 사상이다.

동무 공은 「사단론」 조문 2-3에서 심장의 위상(位相)에 대해서 말했다. 폐비간신은 네 방향이고 심은 중앙의 태극이라는 것이다. 중앙(中央)과 네 방향(四維)의 의미를 잘 새겨야 한다. 혹자는, 심장이 폐비간신보다 상위에 있어서 '마치 컨트럴타워(Control Tower)의 역할을 한다'고 보기도 했다. 파놉티콘(Panopticon)의 감시탑처럼 말이다.

심장과 폐비간신이 동등한 위치인지, 아니면 심장이 폐비간신보다는 상위 레벨인지 나는 아직 결론을 내리지는 못하겠다. 다만 나는 8체질론을 먼저 공부한 후에 사상의학 속으로 들어온 처지임으로, 심장이 폐, 비, 간, 신과 각각 대응하면서 균형자의 역할을 담당한다고 이해한다. 즉, 동서남북의 폐비간신과 균형을 맞춰서 각각 대응하려면 심장은 당연히 중앙에 있어야 한다. 일단은 중앙지태극을 말하는 여기에서, 내가 이해한 동무 공의 생각은 그렇다는 것이다.

그리고 심장을 태극(太極)이라고 한 것에 중요한 의미가 있다고 본다. 이것은 심장에 중의적인 의미를 심은 것이라고 나는 생각한다. 나는 권도원 선생이 1983년에 완성한 「화리(火理)」를 출발시킨 시발점이 이 대목이라고 추측한다. 심장을 태양(太陽)으로 그리고 심장을 통해 이어지는 생명의 근원까지 본 것이다.

일본에 양대 침구단체가 있다. 일본침구의학회(日本鍼灸醫學會 JSMA)와 일본침구치료학회(日本鍼灸治療學會 JAMS)이다. JSMA는 침구를 사용하는 의사, 즉 침의(鍼醫)들의 모임이고, JAMS는 의사 면허가 없는 침구사들의 조직이다.

『自律神經系』란 책이 소화 9년 즉 1934년에 나왔다. 그리고 1948년에 창립한 일본침구의학회가 발행한 학회지의 제목이 「자율신경」이었다. 당시에 침의들의 관심이 무엇이었는지 짐작할 수 있는 것이다. 경락과 침구, 그리고 자율신경을 연결한 다양한 실험과 논의들이 있었을 것이다. 요즘 아베 정권 아래의 일본 사회는 좀 변질된 것 같은데, 원래 일본사람 하면 무언가 엉뚱하면서도 철저하고 철두철미하지 않은가.

한국전쟁 후에 한반도에 있던 권도원 선생은 일본에서 발간된 책과 잡지를 봤다. 그리고 자율신경계 이론에 대한 지식을 얻는다. 침의들

의 다양한 시도에 관한 것도 알게 된다. 물론 JAMS 쪽의 『醫道の日本』도 정기적으로 받아 보았을 것이다.

　권도원 선생의 체질침 이론에 자율신경계 이론이 들어오게 된 것에는 이런 배경이 있다고 나는 추측한다.

　권도원 선생은 1958년에 '여구혈' 경험 이후에 본격적으로 체질침의 체계를 만드는 작업에 돌입한다. 그런데 체질침의 보사이론을 구축하려면 폐비간신 네 개의 대소로는 안 된다. 자신이 가져다 쓰려던 사암침법(舍岩鍼法)의 장부허실보사(臟腑虛實補瀉) 체계를 가져오려면 오행(五行)으로 돌려야 한다. 아하! 심장의 자리가 필요하다.

　자율신경이론에서 교감신경긴장형과 부교감신경긴장형을 나누었다. 부교감신경긴장형은 심장이 활동적이고 교감신경긴장형은 반대다. 그래서 부교감신경긴장형은 심장을 크고 강하다(大 强)로, 교감신경긴장형은 작고 약하다(小 弱)로 나누었다.

　태음인과 소양인은 부교감신경긴장형이고, 태양인과 소음인은 교감신경긴장형이다. 1965년 나온 체질침 「1차 논문」에서 태양인을 금상인(金象人 Hespera), 소음인을 수상인(水象人 Mercuria), 태음인을 목상인(木象人 Jupita), 소양인을 토상인(土象人 Saturna)이라고 하였다. 태양인은 금성(金星)을 닮은, 소음인은 수성(水星)을 닮은, 태음인은 목성(木星)을 닮은, 소양인은 토성(土星)을 닮은 사람이라는 뜻이다. 태양계에서 금성과 수성은 지구보다 앞쪽으로 태양에 가깝게 있고, 목성과 토성은 태양에서 멀다. 그래서 목성과 토성이 행성 자체적으로 지닌 에너지가 크고 활동성이 상대적으로 더 좋다고 권도원 선생은 보았다. 그래서 목상인과 토상인을 심장의 활동성이 좋은(心大 心强) 부교감신경긴장형으로 설정하였던 것이다. 그리고 금상인과 수상인은 교감신경긴장형이 되었고 심장이 약하고 작다.

이렇게 조직된 사상인 8병증(病證 syndrome)의 장기대소가 1962년 9월 7일에 탈고한 체질침의 첫 논문에 들어갔다.

「62 논문」의 내장구조

Viscera	So-Um Figure	So-Yang Figure	Tae-Um Figure	Tae-Yang Figure
The liver viscera	strong	weak	extra-strong	extra-weak
The heart viscera	weak	strong	strong	weak
The pancreas viscera	extra-weak	extra-strong	weak	strong
The lung viscera	moderate	moderate	extra-weak	extra-strong
The kidney viscera	extra-strong	extra-weak	moderate	moderate

N.B. The heart viscera consists of heart and small intestine.

권도원 선생이 설정한 내장구조는 비교적 빠르게 1차 변화를 맞는다. 1962년에 한의사가 된 후에 1963년 10월 23일에 자신의 생일을 맞아 쓴, [체질침 치험례]에 나온 침 처방의 분석을 통해서 알 수 있다. 이

때 벌써 변화된 내장구조가 적용되었던 것이다. 이렇게 변화된 내장구조는 「1차 논문」을 통해서 공식 발표한다.

내장구조가 두 번째로 변한 것은 숨겨졌다. 그런데 1974년 1월에 나온 『명대논문집』에 실은 「명대 논문」의 국역문(國譯文)에 단서가 있다.

이 국역문의 각주에서 "금양체질과 금음체질은 선천적으로 완전히 독립된 두 체질이며, 상관성을 비교하면 이 두 사이보다 금양체질과 토음체질이, 그리고 금음체질과 수양체질이 더 가까운 내장구조로 되어 있다."고 하였다. 여기에서 금음체질이 금양체질보다 수양체질과 더 가까운 내장구조를 가지려면 수양체질의 내장구조가 [신(腎)〉폐(肺)〉간(肝)〉심(心)〉췌(膵)]로 되어야만 한다. 그런데 「2차 논문」과 「명대 논문」에서 수양체질의 내장구조는 그렇게 되어 있지 않다. 숨은 사정을 알 수는 없지만 변화된 것을 미처 논문에 반영하지 못한 것이다.

1985년에 「영양학회 논문」을 통해서 두 번째로 변화한 내장구조를 공식적으로 보고하면서 변화된 내장구조가 비로소 드러나게 된 것이다. 그런 후에 8체질의 내장구조는 더 이상 바뀌지 않았다.

8체질의 내장구조는 두 번 변화를 겪었고, 그것을 공식적으로 보고한 것은 「1차 논문」과 「영양학회 논문」이다.

8체질 내장구조(內臟構造)의 변화

「62 논문」1962. 9.			「1차 논문」1965. 10.		「영양학회 논문」1985.
太陽	肺>膵>腎>心>肝	H I	大腸>膀胱>胃>小腸>膽	金陰	大腸>膀胱>胃>小腸>膽
	金>土>水>火>木	HII	肺>膵>心>腎>肝	金陽	肺>膵>心>腎>肝
少陽	膵>心>肺>肝>腎	S I	胃>大腸>小腸>膽>膀胱	土陰	胃>大腸>小腸>膽>膀胱
	土>火>金>木>水	SII	膵>心>肝>肺>腎	土陽	膵>心>肝>肺>腎
太陰	肝>心>腎>膵>肺	J I	肝>心>腎>膵>肺	木陽	肝>腎>心>膵>肺
	木>火>水>土>金	JII	膽>小腸>膀胱>胃>大腸	木陰	膽>小腸>胃>膀胱>大腸
少陰	腎>肝>肺>心>膵	M I	腎>肝>肺>心>膵	水陽	腎>肺>肝>心>膵
	水>木>金>火>土	MII	膀胱>膽>大腸>小腸>胃	水陰	膀胱>膽>小腸>大腸>胃

　　동무 이제마 공은 자신의 체계를 유학적 바탕 위에서 꾸몄다. 동호(東湖) 권도원(權度杬) 선생은 기독교적인 생명론으로 자신의 사상을 엮었다. 기독교인(基督敎人) 권도원 선생은 유학자(儒學者)인 동무 공의 사상인론을 공부했는데, 동무 공이 언명한 "五臟之心 中央之太極也"를 기독교적 생명론으로 변형시켜서 8체질의 독특한 생명론인 화리를 탄생시켰다. 화리는 우주 생명의 근원으로서 우주원인화(宇宙原因火)를 말했는데 그것은 창조주(the God)와 동일한 의미이다.

비박탐나인(鄙薄貪懦人)

2-2

人趨心慾 有四不同

棄禮而放縱者 名曰鄙人 棄義而偸逸者 名曰懦人

棄智而飾私者 名曰薄人 棄仁而極慾者 名曰貪人

동무 공은 「사단론」 조문 2-1에서 태소음양인(太少陰陽人)을 정의한 후에, 이어서 조문 2-2에서 비박탐나인(鄙薄貪懦人)을 정의했다. 조문 2-1은 장리(臟理)에 따른 분류이고, 조문 2-2는 욕심(慾心)에 의한 나눔이다.

비박탐나인은 사상인(四象人)의 다른 이름이다. 사상인이 가장 바닥으로 떨어졌을 때 보이는 태도를 나타낸다고 볼 수 있다. 심욕(心慾) 때문에 사상인이 각각 자신의 가장 취약한 부분에서 예절 즉 인의예지(仁義禮智)를 버린 상태이다.

비인(鄙人)은 태양인의 다른 이름으로, 행동이 더러운 자이다. 예를 버리고 방종하는 자(棄禮而放縱者)이다. 사회의 예의범절과 미풍양속을 무시하고 제 멋대로 행동하며 거리낌이 없다.

박인(薄人)은 소양인의 다른 이름으로, 경박한 자이다. 지를 버리고 스스로를 꾸미는 자(棄智而飾私者)이다. 말만 번지르르하게 하고 겉치레에만 신경을 쓰면서 허풍을 쳐서 주위를 어렵게 만든다.

탐인(貪人)은 태음인의 다른 이름으로, 탐욕스러운 자이다. 인을 버리고 욕심만을 쫓는 자(棄仁而極慾者)이다. 남을 동정할 줄 모르고 물질이나 권세에 집착하여 탐욕적이다.

나인(懦人)은 소음인의 다른 이름으로, 나약한 자로 겁쟁이이다. 의를 버리고 쉽고 편안함을 추구하는 자(棄義而偸逸者)이다. 눈앞의 안일을 위하여 현실과 타협하고 어떻게 하든 쉽게만 살려는 나약함을 갖고 있다.

모름지기 사람이라면 자신의 욕심을 어떻게 다스리고 살아야 하는지 동무 공은 시종일관 강조하고 있다.

도로 위에서 차를 몰고 가다가 시비가 붙어서 트렁크에서 야구방망이를 꺼내는 사람이 있다. 반면에 사고가 나서 폭발 직전인 차에서 자신이 위험에 빠질 것은 생각하지도 않고 의식을 잃은 운전자를 구출하는 사람도 있다. 이건 금음체질(Col.)이 지닌 양면이다. 한쪽은 의인(義人)이지만 다른 쪽은 예를 버린 방종(放縱)꾼이다.

금양체질(Pul.)은 직선적이다. 좌고우면(左顧右眄)하지 않는다. 심하면 제 멋대로 행동하며 거리낌이 없다. 뺑쟁이인 토양체질(Pan.)은 잘 드러난다. 말만 번지르르하게 하고 겉치레에만 신경을 쓰면서 허풍을 친다. 옥탑방에 살면서도 재벌아들이라고 남 앞에서 스스로를 꾸민다.

목양체질(Hep.)이 욕심으로 치달으면 집착이 심해진다. 물질도 그렇고 권세도 그렇고 지극히 탐욕적이다. 권세가 생기면 또 덩달아 해먹기가 쉽다. 수음체질(Ves.)은 나약해지기 쉽다. 자신이 구축한 세계가 좁고 겁쟁이이다. 수양체질(Ren.)은 의로움을 버리고 쉽고 편안하게 자신의 이익만을 추구하는 나약한 사람이 될 수 있다.

태양지장국(太陽之臟局)

「사단론(四端論)」은 26개의 조문으로 구성되어 있다. 그리고 네 부분으로 나눌 수 있다.

조문 2-1에서 2-9까지는 장리(臟理)와 심욕(心慾)을 말한다. 성인(聖人)의 무욕(無慾)과 중인(衆人)의 유욕(有慾)을 대비하면서 심욕을 강조하였다.

조문 2-10에서 2-18까지는 사장(四臟)의 기능과 애노희락(哀怒喜樂)의 영향을 말했다.

조문 2-19에서 2-21까지는 지인(知人)의 중요성을 제시했다. 지인을 제대로 못해서 관인(官人) 적절하지 않으면 천하사(天下事)의 애노(哀怒)와 희락(喜樂)이 필번(必煩)한다고 했다.

조문 2-22에서 2-26까지는 보충과 강조이다. 「사단론」의 전체를 관통하는 주제는 희노애락의 중절(中節)이다.

「사단론」에서 제일 중요한 이슈는 조문 2-10이라고 생각한다. 이 조문의 내용은 과연 생리(生理)인가, 병리(病理)인가 그리고 애노희락이 폐비간신(肺脾肝腎)에 앞서는 것인가?

2-10

太陽人 哀性遠散而怒情促急

哀性遠散則氣注肺而肺益盛 怒情促急則氣激肝而肝益削

太陽之臟局 所以成形於肺大肝小也

태양인은 애성은 원산하고 노정은 촉급한다.

애성이 원산한 즉 기가 폐로 흘러서 폐는 더욱 성해진다.

노정이 촉급한 즉 기는 간을 쳐서 간은 더욱 깎인다.

태양인의 장국은 폐대간소에서 모양을 이룬 까닭이다.

정용재 원장은 2018년 1월에 나온 자신의 책에서, 「사단론」의 10조에서 16조까지 해설하면서, 설계자로서 동무 공의 문제를 지적했다. 과연 동무 공에게 어떤 문제가 있었던 것일까? 나의 이번 글은 여기에서 출발했다.

정용재 원장은, 동무 공의 '성정론(性情論)은 성(性)과 정(情)에 대한 긍정의 바탕에서 출발한다' 고 생각하는데, 「사단론」 10조에서 동무 공은 '성에 대한 긍정과는 달리 정에 대한 부정에서 인간의 발생을 그려놓았다' 고 보았다. 그래서 이후에 '모든 주석가는 성이 순동(順動)이요, 정이 역동(逆動)' 이라고 해석하게 되었다는 것이다.

그러면서 동무 공은 "태양인의 노정(怒情)으로 선천의 간소(肝小)를 말해선 안 되었다. 노정의 삭간(削肝)은 명백히 노정의 역동이다! 어떻게 노정의 역동이 생명의 창시와 더불어 발생할 수 있단 말인가!" 하면서 동무 공이 인간을 나면서부터 병리적인 상태로 만들어버렸다고 정용재 원장은 판단했다. 「사단론」 10조로 인해서 희노애락(喜怒哀樂)에 관한 논의가 엉켜버렸기 때문에 '노정의 삭간(削肝)' 부분이 동무 공의 패착(敗着)이라고 지적했다.

그러니까 정용재 원장의 생각은 '폐비간신(肺脾肝腎)의 형성 전에 희노애락이 있다'는 것이고, 태양인의 애성(哀性)과 노정이 폐대간소(肺大肝小)의 원인이라고 본 것이다. 또「사단론」 10조는 생리를 말하고 있다는 것이다. 그래서 자신의 판단으로는, 병리적인 의미인 삭간을 일으키는 노정이 태양인에게 폐대간소의 선천(先天)을 형성한다는 원리가 불만이라는 것이다.

전국 한의과대학의 사상의학 교재인 『사상의학』에서는 "태양인의 노정이 촉급한 것은 역동지기로 폭발(暴發)하는 것이므로 역상(逆傷)의 원리에 의하여 간을 더욱 삭하게 한다."고 하였으므로 이것 자체로는 '생리'라고 하기 어렵다.

「사단론」 10조는 『동의수세보원』 전체에서 애노희락(哀怒喜樂)이 처음 등장하는 조문이고, 이른바 '사상인 장국(臟局)의 형성 원리'가 등장하기 때문에 아주 중요한 조문이다. 『사상의학』에서는 "성정의 작용이 사상인의 장부대소에 미치는 영향"이라고 하였다. 이 내용이 생리인지 병리인지 먼저 따지는 것은 적절하지 않다. 10조의 논점은 따로 있다. '폐비간신의 형성 전에 희노애락이 있다'는 인식이다.

사상의학계에서 10조에 대한 기존의 인식과 개념은 다음과 같은 공통점이 있다.

1) 「사단론」 10조는 사상인 장국의 형성 원리이다.

2) 장국은 장리(臟理)와 동일한 의미로 본다.

3) 애노희락이 폐비간신에 앞선다.

4) 이 조문에서 태양인의 경우에 폐대간소가 결과이다.

「사단론」 10조는 「확충론」 1조와 연결된다. 연구자들이 더 헷갈린 것은 「확충론」 1조 때문이기도 하다. 조문의 내용 중에 '哀性遠散而怒情促急' 부분을 「확충론」 1조에서 애성은 청(聽)이라고 하고, 노정은 노(怒)라고 설명하였다. 「확충론」 1조의 설명은 단지 여기까지이다. 「사단론」 10조에서 이하에 나오는 '哀性遠散則~於肺大肝小也'에 대한 설명은 없다. 이것을 잊지 말자.

3-1

太陽人 哀性遠散而怒情促急

哀性遠散者 太陽之耳察於天時 而哀衆人之相欺也 哀性非他聽也

怒情促急者 太陽之脾行於交遇 而怒別人之侮己也 怒情非他怒也

태양인은 애성은 원산하고 노정은 촉급하다.

애성이 원산한 것은 태양인의 귀로 천시를 살피는데, 사람들이 서로 속이는 것을 슬퍼하는 것이다. 애성은 다른 게 아니라 듣는 것이다.

노정이 촉급한 것은 태양인의 비로 교우를 행하는데, 남이 나를 업신 여기는 것에 노하는 것이다. 노정은 다른 게 아니라 화내는 것이다.

'폐비간신의 형성 전에 희노애락이 있다'는 개념과 관련하여 주목 할 부분은, '太陽之臟局 所以成形於肺大肝小也' 여기이다. 사상의학 계의 기존 번역은 이렇다.

太陽之臟局 所以成形於肺大肝小也

1) 太陽人의 臟局이 肺大肝小로 모양을 이루는 까닭이다.

2) 太陽人의 臟局이 肺大肝小하게 形成되는 이유이다.

이런 번역은 1999년 이후에《사상초본권》의 내용이 학계에 적극적 으로 알려지면서 더 공고해졌다. 원인(原人) 1-11 태양인 부분이다.

1-11

太陽人 哀性闊散而怒情促急

哀性闊散則氣注肺而肺益壯 怒情促急則氣激肝而肝益削

太陽人 肺實肝虛者 此之故也

이 내용으로 보면 '태양인이 폐실간허(肺實肝虛)한 것은 이 때문이 다'로 아무 문제없이 전후 관계가 명쾌하게 드러나기 때문이다. 즉 폐 실간허가 결과가 되는 것이다. 그리고 연구자들은 폐실간허와 폐대간소를 동등하게 본 것이다. 그런데《사상초본권》은 완결된 저작이 아니다. 이를테면 동무 공의 메모(memo) 모음집이다. 자신의 생각을 범주 별로 적어 둔 것이다. 이 생각은 언제든지 바뀔 수 있다. 또 생각은 머릿속에 있으므로 메모지에 생각의 전부를 적어두지 않아도 무방하다. 그리고 위에 나온 폐실간허가 폐대간소의 음양지변화(陰陽之變化)일 수도 있다. 즉, '太陽之臟局'의 앞에 나오는 내용으로 인한 결과가 '肺大肝小'라는 것이다.

나는 사상의학계의 기존인식과 반대로 본다. 나는 조문 내용의 진행에서 '肺大肝小'가 '애노희락'에 앞선다고 생각한다. '肺大肝小'가 결과가 아니라는 말이다. 나의 번역을 소개한다.

太陽之臟局 所以成形於肺大肝小也
1) 太陽人의 臟局은 肺大肝小에서 모양을 이룬 까닭이다.
2) 太陽人의 臟局은 肺大肝小로부터 形局을 이룬 까닭이다.

전치사 於의 용법

대상	원인	장소	기착점	시간
~에게	~때문에 ~에서	~에서	~에서 ~으로	~에서
수동	도치	비교	목적어 앞에	
~에게		~보다	~대하여	

나의 번역이 기존 번역과 다른 것은 '어(於)'를 다른 의미로 보았기 때문이다. 전치사 어(於)는 여러 가지 용법이 있다. 기존 번역이 기착점의 의미로 본 것이라면, 나는 원인으로 본 것이다. 그래서 '폐대간소에서(폐대간소로부터)' 라고 번역했다. 지금까지 출간된『동의수세보원』 관련 서적을 모두 검토하지는 않았지만 사상의학계의 연구자들은 어(於)를 그다지 중요하게 여기지는 않았다. 내가 번역한 2)번처럼 '太陽人의 臟局은 肺大肝小로부터 形局을 이룬 까닭이다' 라고 번역하면 장국의 개념을 보다 명확하게 설정해야 한다는 과제가 생긴다.

局의 용례

臟局	脾局 腎局 胃局 大腸局	全局
臟의 판국		전체의 판국
表局	哀局	器局
	哀性	

形의 용례

成形	形證	形勢
모양을 이룸	모양과 증	모양과 기세
體形	外形	形容
몸의 모양	외부로 표출되는 모양	생긴 모양

장국의 뜻을 제대로 알려면 국(局)의 의미를 먼저 정해야 한다.『동의수세보원』에서 국의 용례를 보면, 국은 관할 범위. 범주의 부위, 판국, 형국 등의 뜻이 있다. 판국이란 '일이 벌어진 사태의 형편이나 국

면'을 뜻한다. 그렇다면 장국은 장의 판국이 된다. '太陽人의 肺大肝小한 범위에서 펼쳐진 형편의 국면(局面)'이란 뜻이다. 형(形)자는『동의수세보원』에서「사단론」10조에 처음 등장한다. 형의 용례도 표에 있다. 성형은 '모양을 이루다'이다. 그런데 앞의 장국과 연관하여 형을 형국(形局)으로 볼 수도 있다.

「사단론」에 나오는 내용을 기초로 내가 주장하는 내용을 이야기 형식으로 엮어 보았다.

사람은 장(臟)의 이치(理致)를 받았다. 장의 이치는 넷이 있는데 그것은 각각 다르다. 폐(肺)는 대(大)하고 간(肝)은 소(小)한 사람을 태양인(太陽人)이라 한다. 태소음양인 장(臟)의 판국이 길고 짧음은 네 가지의 다름 중에 크게 하나가 같으니 그것은 천리(天理)의 변화이다. 또 태소음양인의 장국 단장(短長)은 음양(陰陽)의 변화이다. 천품(天稟)으로 이미 정해진 것은 진실로 가히 논할 바가 없고, 천품으로 이미 정해진 것 외에 또한 단장이 있다. 천품을 온전하게 하지 못하는 것은 인사(人事)의 수불수(修不修)이다. 이로 인해 명(命)을 기울게 할 수 있으니 반드시 조심해야만 한다.

2-23

天稟之已定固無可論

천품으로 이미 정해진 것은 진실로 가히 논할 바가 없다.

폐대간소가 천품이다. 그런 사람이 태양인이다. 폐대간소는 천품이므로 폐대간소의 이유를 논할 수는 없다. 동무 공은 그 원리조차도 모른다. 폐대간소한 상태에서 음양의 변화(拮抗)에 의해 단장이 생긴다. 큰 것은 길어지고 작은 것은 짧아진다는 것이다. 그렇게 천품에서 변화가 발생한 상태나 상황이 장의 판국이다. 천품으로 정해진 것 외에 단장의 변화로 천품을 온전하게 하지 못하는 것은 후천적인 인사의 문제라는 것이다.

권지일(卷之一) 논편의 특징은 첫 조문이 정의나 규정이라고 했다. 애노희락이 폐비간신에 앞선다면 그에 관한 규정이 「사단론」 1조 앞에 나왔어야 한다.

동무 공은, 애노희락에 성과 정의 양면이 있어 4장 배속을 명확하게 규정하지 않은 듯 하다. 그렇다고 해도 애노희락에 대한 4요소의 배속이 먼저 선행되었어야 한다. 그런 규정이 바로 기준이기 때문이다. 10조에 나오는 애노희락이 생리라면 더욱 그러하다.

폐대간소가 태양인의 생리라면, 폐익성(肺益盛) 간익삭(肝益削)된 상태는 생리를 초과한 상태인 것이다. 체질침의 생리와 병리 이론에 적불균형(適不均衡)과 과불균형(過不均衡)이 나온다. 전자는 생리이고 후자는 병리이다. 체질침 치료는 과불균형을 적불균형으로 복귀시키는 조치이다. 10조에서 익(益)의 이전을 적불균형이라고 한다면 익의 이후는 과불균형이 되는 것이다. 익의 의미를 제대로 규정하고 규명하지 못한다면, 10조의 내용이 생리인지 병리인지를 논할 수가 없다고 생각한다.

천품 앞에 서는 규정은 없었다. 폐대간소한 태양인은 폐대간소한 특성으로 인해 애성이 원산하고 노정이 촉급하게 된다. 그런 상태에서 애성원산한 즉 폐는 더욱 성하고, 노정촉급한 즉 간은 더욱 깎인다. 익성(益盛)과 익삭(益削)이 바로 단장의 변화이다. 이것을 《사상초본권》에서는 폐실간허라고 했다. 이런 내용의 진행이 태양인 장의 판국이 폐대간소에서 형국을 이룬 까닭이다.

「사단론」에서 동무 공에게 문제는 없다. 그 판에서 실패하지도 않았다. 공의 생각을 잘못 읽고 엉뚱하게 짚은 후학이 자신의 책에서 경솔하게 지적한 것이 기실 패착이다. 안타깝게도 그 책을 본 여러 독자들의 내장을 갈라버릴(以刀割臟) 뻔했다.

내 도(道)는 쉽다

1-1

天機有四 一曰地方 二曰人倫 三曰世會 四曰天時

1-2

人事有四 一曰居處 二曰黨與 三曰交遇 四曰事務

「성명론(性命論)」의 맨 첫 두 문장이다.

태양인의 서술방식은 직관적이고 구체적인데 후인(後人)들은 괜히 복잡하게 접근을 한다.

애플사가 개발한 앱(application)이나 애플컴퓨터를 운용하는 프로그램은 직관적인 인터페이스(interface)를 가지고 있다는 평가를 받는다. 직관적인 인터페이스란 판단이나 추리 등을 거치지 않고 직접적으로 대상을 파악할 수 있는 매개체를 뜻한다. 실례로, 디지털 기기에 익숙하지 않은 노인들도 아이패드(iPad)을 쉽게 조작하게 된다는 것이다.

아마도 아마존 밀림 속에 사는 원주민 아이에게 아이패드를 준다면 처음에는 몇 번 머뭇거리겠지만, 길지 않은 시간의 시도를 통해서 그것을 조작하게 될 것이라는 것이다.

땅 밑으로 송유관(送油管)이 매설되어 있다고 하자. 그리고 매설지점을 표시한 지도가 있다. 그 송유관을 매설하는 공사에 참여했던 사람들은 구태여 지도나 표지를 참고하지 않아도 그것의 위치를 잘 알고 있고, 그 위치에 대한 설명도 간단하게 잘 할 수 있다. 하지만 지도나 곁에 남겨둔 표지에 대한 정보만 지니고 있는 사람에게 송유관이 매설된 정확한 위치를 설명하라고 하면, 매설공사에 참가한 당사자의 설명보다는 훨씬 애매하고 장황해질 것이다.

모르는 사람의 설명은 길고 애매하다. 「성명론」의 첫 두 문장이 이제껏 모호한 채로 남아 있었던 것은, 동무 공이 전하고자 하는 바를 정확하게 알았던 사람이 없었기 때문이다. 그건 태양인이 구사하는 방식에 대한 전제를 미리 설정하지 않았기 때문이라고 생각한다.

그러니 천기유사(天機有四)를 '우주가 창조되는 거대한 시간의 순환 단계'라고 거창하게 주장하는 분까지 생기게 된 것이다.

동학(東學)을 시작한 수운(水雲) 선생은, 깨우친 후 처음 백성들을 만났을 때 "내 도(道)는 쉽다."고 하셨단다. 이미 그것을 알고 있는 사람, 깨우친 사람에게 그것은 어렵지 않고 쉬울 뿐이다. 그리고 장황하고 복잡할 이유가 전혀 없다.

동무 공은 『동의수세보원』을 시작하는 첫 머리에 아주 함축적으로 자신의 사상을 집약해서 최대한 쉽게 말씀하신 것이다. 권도원 선생은 체질이란 다름이라고 말했다. 체질이 다름임을 이해한 사람에게는 얼마나 쉬운 말인가. 하지만 체질이 다름임을 이해하지 못한 사람에게는 영 엉뚱한 말일 것이다.

물론 동무 공도 「성명론」의 서두(序頭)에 다름에 대해서 말씀하신 것이다. 이렇게 간단하고 명료한 것을 가지고, 그것을 바라보는 설명과 해석의 말이나 글이 많아지고 길어지는 것은 그것에 대한 정확한 인식이 없다는 증거이다.

$E=mc^2$ 아인슈타인이 제시한 이 공식을 보라. 정답은 늘 간단하고 간결하다.

천기(天機)와 인사(人事)

1-1

天機有四 一曰地方 二曰人倫 三曰世會 四曰天時

천기는 넷이 있다. 하나는 지방이고 둘은 인륜이고 셋은 세회이고 넷은 천시이다.

1-2

人事有四 一曰居處 二曰黨與 三曰交遇 四曰事務

인사는 넷이 있다. 하나는 거처이고 둘은 당여이고 셋은 교우이고 넷은 사무이다.

8체질론의 사상적 기반은 기독교적 창조론이다. 사상인론(四象人論)의 철학적 배경은 공맹(孔孟)의 유학이다.

권도원 선생은 인류에게 8체질의 구분이 시작된 것을 하나님의 역사(役事)로 풀이한다. 1999년 4월에 온누리교회의 기관지인 『소금과 빛』 169호에 실은 '8체질의 논거를 성경(聖經)에서 찾는다'에서, 창조주 하나님에 의해 창조된 인류의 시조(始祖)와 그 자손은 원래 '채소와 열매만 먹을 수 있는' 하나의 체질이었다. 그런데 구약에 나오는 노아의 방주 사건 이후에, 살아남은 노아의 여덟 가족이 각각 8체질의 조상이 되었다고 해석하고 있다. 왜 여덟 체질로 나뉘게 되었느냐는 의문에 권도원 선생은, 그들이 '이제는 동식물을 함께 먹고 살라' 는 하나님의 명령을 받았다. 그리고 네 쌍이 각기 환경이 다른 지역으로 가서 떨어져 살게 되면서, 사는 지역의 섭식(攝食) 환경에 적합한 내장구조로 각각 일시에 변하게 되었더라는 이야기다.

이 설명은 지극히 종교적이고, 또한 설사 기독교인일지라도 쉽게 설득되지는 않을 것 같다. 인류에게 8체질이란 구분이 실제로 존재한다면, 권도원 선생이 가진 기독교적 사상은 8체질을 바라보는 하나의 해석도구일 뿐이다. 권도원 선생은 8체질배열도를 제시했는데 이 그림에서 보면, 8체질이 태양의 길(黃道)를 따라 배치되어 있고, 24절기에서 입춘, 춘분, 입하, 하지, 입추, 추분, 입동, 동지의 8개 절기에 배당되어 있다. 나는 성경의 이야기보다는 이 그림에 더 주목한다. 8체질의 구분을 자연환경의 차이로 접근하고 있는 것이다. 지구에서 자연환경 차이는 지축이 23.5° 기울어 있는 것이 결정적이라는 것이 과학자들의 견해이다. 계절의 변화, 해류의 순환, 대기의 흐름이 이로 인해서 생겼다. 그래서 지역마다 다양한 생태 환경이 존재한다.

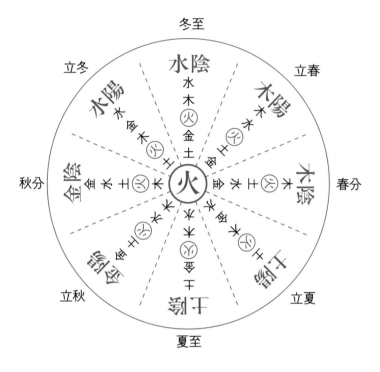

8체질배열도

　　동무 공이 천기와 인사에 대해서 제시한 것은 『동의수세보원』의 첫 편인 「성명론」의 맨 첫 두 문장이다. 나는 이것이 『동의수세보원』 전체를 규정하는 언명(言明)이라고 생각한다. 아주 당연한 말이지만 천기를 먼저 규정하고 인사를 말했다. 순서를 바꾸어 인사가 천기보다 앞에 나와서는 안 되는 것이다. '천기가 넷이 있으므로 인사 또한 넷이 있다'는 의미라는 것이다.

　　천기는 동무 공의 우주론이 아니다. 굳이 부르자면 '지구론과 태양 이다. 동무 공 사후에 제자들이 공이 남겨 둔 자투리 원고를 묶어서 《동무유고》라고 하였다. 북쪽에는 '보건성본(保健省本)'이 있고 남쪽에는 '장서각본(藏書閣本)'이 남아 있다. 이 두 곳에 모두 천기에 대한 설명이 들어 있다. 후인들은 이 부분을 동무자주(東武自註)라고 부른다. 아래는 핵심적인 내용만 간단하게 인용했다.

> 地方卽少陰 兌上絶西方也 人倫卽太陰 坎中連北方也
> 지방은 소음이고, 태괘로 서쪽이다. 인륜은 태음이고, 감괘로 북쪽이다.
> 世會卽少陽 巽下絶東方也 天時卽太陽 离虛中南方也
> 세회는 소양이고, 손괘로 동쪽이다. 천시는 태양으로, 이괘로 남쪽이다.

동무자주를 요약하면 이렇다. 천기를 넷으로 나눈 기준은 방위(方位)이다. 태소음양의 사상(四象)이 각각 네 방위에 배속되어 있다. 그리고 서북방은 소음과 태음으로 벽진우상(闢鎭右上)이고 지유여천부족지방(地有餘天不足之方)이며, 동남방은 소양과 태양으로 벽진좌하(闢鎭左下)이고 천유여지불만지방(天有餘地不滿之方)이라고 하였다.

천기는 지구에서 환경조건(시공간적조건)을 말한 것이다. 그것을 넷으로 나누었고 그런 환경조건의 차이를 사상에 배속했다. 천기가 그렇게 넷으로 나눠지므로 그런 환경에서 태소음양인이 탄생하고 사람의 행동양식도 넷으로 나뉜다고 본 것이다.

(4) 권지일

천기는 사람이 살아가는 주변환경이고, 인사는 사람이 행하는 일이다. 그래서 『동의수세보원』에서는 처음부터 끝까지 항상 사람 즉, 사상인(四象人)을 떠올려야 한다. 「성명론」처럼 사상인이 등장하지 않는 논편에서도 그렇다.

위에서 말했듯이 8체질의 구분을 자연환경의 차이로 접근했다. 그리고 동무 공 또한 네 가지로 나눈 환경조건 속에 소음, 태음, 소양, 태양을 각각 넣었다. 권도원 선생이 동무 공이 본 그 방향과 같은 쪽을 향해 있는 것이다.

외할아버지의 원고

외할아버지는 내가 단양중학교 1학년이던 1976년 5월 29일에 돌아가셨다. 돌아가실 때까지 충북 음성군 소이면 한내리에서 평화당한약방을 운영하셨다. 그 분의 부친께서도 충주에서 한의업을 하셨다. 그러니 외할아버지는 2대째 한의업에 종사한 셈이다.

1981년 12월에, 대입원서를 쓰는 시기에 나는 진로를 정하지 못해서 고민이 깊은 상태였다. 아버지의 강권으로 이과 공부를 했는데 이과 쪽으로는 가고 싶은 곳이 없었다. 그 무렵 원서 접수기한을 1주일 앞두고 외숙이 찾아왔다. 그리고 나와 부모님 앞에서 한의대에 지원해보면 좋겠다고 권했다. 2대를 이어온 한의업을 외숙 대에서 잇지 못해 아쉬웠는데, 외손이 다시 이어 보면 어떻겠느냐는 것이었다.

그때 내겐 이과 쪽에서 선택할 곳이 없다면 국문과에 가겠다는 의지도 있던 터라 일단 아버지의 귀가 솔깃해졌다. 국문과보다야 한의

대가 훨씬 명분은 좋다. 나도 또래들에 비해서 한문에서는 좀 경쟁력
이 있다고 자신감이 있었으므로 끌렸다.

그래서 제천 제일서점에서 경희대학교 지원서를 샀다. 원서를 써서
아버지와 함께 학교에 갔더니 담임께서 아주 흡족해 하셨다. 그런데
연구주임은 완강하게 반대를 했다. 내 점수는 한의대 합격권이 아니
라는 것이다. 결국엔 연구주임의 도장은 받지 못한 채로 학교장의 결
재를 받았다. 담임이 책임을 지겠다고 나선 덕이다. 연구주임의 염려
와는 달리 큰 어려움 없이 합격했다.

대학에 들어갔을 때 어느날 외숙이 원고 뭉치를 주었다. 외할아버
지께서 남기신 것인데 외숙모가 정서를 했다면서, 한의대를 졸업한
후에 그것을 바탕으로 논문을 써보라는 것이다. 그때는 그냥 받아만
두었다가 졸업할 무렵에 펴보았다. 내용은 사상의학과 관련한 것이었
다. 사상인을 혈액형과 연결한 내용인데 독특하지도 뛰어난 수준도
아니었다.

2018년 7월 5일에 나온, 『민족의학신문』 1148호에 『동의수세보원』
의 첫 편인 「성명론」에 관한 글을 실었다. 이것은 「성명론」의 구조에
관해 새로운 견해를 제시한 짧은 글이다. 내가 한의대를 졸업하고 정
식으로 사상의학을 전공하지는 않았지만, 이 글을 계기로 사상인론에
대한 독창적인 논편을 쓰게 될지도 모를 일이라고 혼자서 생각했다.

이제 그와 관련한 작은 결실인 이 책을, 나를 한의학의 길로 이끌어
준 외숙께 보여드릴 수 있게 되어 무척 기쁘다.

찾아보기

참고문헌

- 元持常,『東醫四象新編』文友社 1929. 1. 18.
- 吳建,『自律神經系』克誠堂 昭和9年(1934.)
- Dowon Gwon,「The Constitutional Acupuncture」1962. 9. 7.
- 李濟馬,『詳校懸吐 東醫壽世保元』1963. 7. 1.
- 권도원, 體質鍼 治驗例『大韓漢醫學會報』7호 1963. 11.
- 권도원, 體質과 鍼『醫林』제45호 1964. 9. 30.
- 洪淳用,「東武 李濟馬傳(一)」『大韓漢醫學會報』11호 1964.
- 洪淳用,「東武 李濟馬傳(二)」『大韓漢醫學會報』12호 1964.
- 상한론의 사상의학적 비판 上/下,『醫林』46號/47號
- 權度沅,「體質鍼 Constitution-Acupuncture」『大韓漢醫學會報』16호 1965. 7.
- 권도원, 默殺 當한 眞理『大韓漢醫學會報』23호 1966. 2.
- Dowon Kuan,「A Study of Constitution-Acupuncture」『國際鍼灸學會誌』 1966. 6.
- [권도원 선생 임상특강 최병일 노트] 1971.
- 崔麟, 東武 李濟馬 선생『대한한의학회지』1971.
- Dowon Kuan,「Studies on Constitution-Acupuncture Therapy」『中央醫學』 1973. 9.
- 권도원,「體質鍼 治療에 關한 研究」『明大論文集』1974. 1.
- 廉泰煥,『東醫四象處方集』杏林書院 1974. 10. 20.
- 廉泰煥,『東醫處方大典』杏林書院 1975.
- 李乙浩・洪淳用,『四象醫學原論』행림출판사 1977.
- 崔信浩,『漢文講話』玄岩社 1977. 8.
- 朴奭彦 譯編,『東武 格致藁』太陽社 1985. 10. 15.
- 李濟馬,『東醫壽世保元』여강출판사 1992. 4. 20.

- 김용옥, [도올 선생 동의수세보원 강론 6회] 도올서원 1994. 2. 19.
- 알레르기는 체질적 방호신호,『빛과 소금』126호 두란노서원 1995. 9.
- 김경재 외,『최태용의 생애와 신학』한국신학연구소 1995. 11. 20.
- 체질에 맞는 음식법이 건강 비결이다,『빛과 소금』143호 두란노서원 1997. 2.
- 李濟馬,『東醫壽世保元』四象醫學會 1998. 4. 25.
- 량병무 · 차광석,『동무유고』해동출판사 1999.
- 이창일,『東武遺稿』청계 1999. 1.
- 권건혁,『국역동의수세보원』반룡 1999.
- 김형태,『동의수세보원강의』정담 1999. 5. 29.
- 8체질의 논거를 성경에서 찾는다,『소금과 빛』169호 두란노서원 1999. 4.
- 북향집은 흉가, 남향집은 복가?『소금과 빛』175호 두란노서원 1999. 10.
- 한경석,「동의수세보원 갑오본에 관한 연구」2000.
- 이경성, [檢索本 東武 李濟馬 先生 全體 原文 資料] 2000. 4. 24.
- 이정찬,『新 사상의학론 Ⅰ』木과 土 2001. 5. 4.
- 趙晃晟,『사상의학의 원리와 방제』집문당 2002.
- 박성식,『동의수세보원 사상초본권』집문당 2003. 2. 20.
- 윤승미,「素證에 關한 硏究」동국대학교 대학원 2003.
- 최병진,「東醫壽世保元 病證論의 素證(素病)에 對한 考察」동국대학교 대학원 2005.
- 이경성,「東醫壽世保元 版本에 對한 硏究」『사상체질의학회지』2005.
- 이태규 외,「한국인의 사상인 분포에 관한 연구」『사상체질의학회지』2005. 12. 21.
- 송일병 외,『四象醫學』집문당 2006. 2. 10.
- 윤용섭,『동의수세보원 改錯』북갤러리 2008. 11. 15.
- 이강재,『학습 8체질의학』행림서원 2009. 11. 20.
- 이경성, [李鎭胤 선생 장남 이성수 씨 인터뷰 녹취록] 2010. 6. 24.
- 이경성, [洪淳用 선생 장남 홍은표 씨 인터뷰 녹취록] 2010. 8. 3.
- 이경성, [朴奭彦 선생 장남 박영성 씨 인터뷰 녹취록] 2010. 9. 15.
- 『사상체질의학회 40년사』사상체질의학회 2010. 12. 31.
- 정용재,「사상인식이법이 8체질식이법의 형성에 미친 영향에 대한 고찰」『사상체질의학회지』2011.
- 공항에서 공황에 빠지다,『수원시민신문』제160호 2012. 12. 13.

- 정용재, 「사상의학과 8체질론의 비교 연구」 동국대학교 대학원 2012.
- 이강재, 『학습 8체질의학 II』 행림서원 2013. 10. 5.
- 이강재, 『개념8체질』 행림서원 2017. 12. 7.
- 정용재, 『동의수세보원』 글항아리 2018. 1. 18.
- 이강재, 『임상 8체질의학 III』 행림서원 2018. 3. 30.
- 이강재, 『시대를 따라 떠나는 체질침 여행』 행림서원 2019. 10. 20.
- 정용재, 『사상임상약물대전』 물고기숲 2019. 12. 10.
- 국립국어원 표준국어대사전 https://stdict.korean.go.kr/main/main.do
- 고사성어백과사전 http://www.subkorea.com/xe/gosa/33807

8체질론으로 읽은 동의수세보원

초판 1쇄 인쇄일   2020년 5월 27일
초판 1쇄 발행일   2020년 5월 29일

지 은 이   이강재
만 든 이   이정옥
디 자 인   황현옥
만 든 곳   행림서원
　　　　　서울시 은평구 수색로 340 [202호]
　　　　　전화: (02) 375-8571
　　　　　팩스: (02) 375-8573
　　　　　http://blog.naver.com/pyung1976
　　　　　이메일 haenglim46@hanmail.net

등록번호   제25100-2015-000103호

 ISBN   978-89-11-89061-07-4   03510

 정 가   15,000원